DISSERTATION DE M. ANTOINE STORCK,

Conseiller, Médecin de leurs Majestés Impériales, &c.

SUR L'USAGE DE LA CIGÜE,

DANS LAQUELLE ON PROUVE

QU'ON peut non seulement la prendre intérieurement avec sureté, mais encore qu'elle est un Remede très utile dans plusieurs Maladies, dont jusqu'à présent la guérison a paru impossible.

Traduction nouvelle faite par M. COLLIN; *Médecin de l'Hôpital Sainte-Marie.*

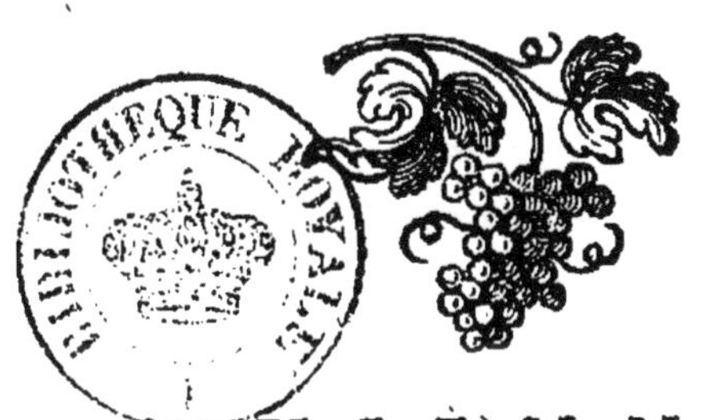

A VIENNE;

Et se trouve à Paris,

Chez PIERRE-FRANÇ. DIDOT le Jeune, Libraire, Quai des Augustins, près du Pont S. Michel, à S. Augustin.

M. DCC. LXIII.

A SA
MAJESTÉ IMPERIALE.

MADAME,

QUOIQUE *les Sciences & les Arts soient en général cultivées aujourd'hui d'une maniere florissante dans cette ancienne & célèbre Université sous les auspices augustes de* VOTRE MAJESTÉ, *& par une suite de la protection qu'Elle daigne leur accorder ; il n'est personne qui ne reconnoisse que la Medecine n'y tienne le premier rang. On y voit en effet les Professeurs les plus savans consacrer leurs veilles à chercher, à éprouver ou à perfectionner tout ce qui peut contribuer à instruire leurs disciples dans les principes de l'Art, & à les fortifier dans la pratique d'Hyppocrate, qui seule est la vraie patique. Bientôt les Eléves de ces hommes célébres suivent les traces de leurs Maîtres, & ils travaillent enfin ainsi qu'eux avec toute l'assiduité possible à observer tout ce qui peut tendre à perfectionner cette science salutaire.*

C'est d'après les principes que j'ai puisés dans cette source, que j'ai rassemblé l'année derniere toutes les observations que j'avois faites dans l'Hopital confié à mes soins, & qu'ensuite je les ai mises au jour.

Des hommes célébres les ont approuvées ; j'ai été, je l'avoue, extrêmement flatté des éloges quils ont bien voulu me donner, &

quoique je ne les méritasse peut-être point ; ils ont du moins servi à m'animer de plus en plus à travailler encore cette année, avec beaucoup d'application. J'ai fait avec la plus grande exactitude une collection des cas qui m'ont paru de quelque importance, & j'ai cru sur-tout devoir communiquer au Public les épreuves faites sur l'usage de la Cigüe : *je les ai donc rédigées en ordre avec toute l'attention & toute la fidélité possibles ; & c'est ce petit ouvrage que je prens la respectueuse liberté d'offrir à* VOTRE MAJESTÉ, *parceque je le crois utile au Genre humain, & parcequ'il n'est personne qui ne soit convaincu par des preuves réelles & multipliées qu'Elle daigna toujours recevoir avec bonté tout ce qui peut contribuer à l'avantage des sciences qu'Elle protége & qui acquierent tous les jours un nouveau lustre par l'Auguste bienfaisance de* VOTRE MAJESTÉ.

Illustré de son nom glorieux, ce petit ouvrage ne peut d'ailleurs manquer d'engager d'autres Medecins à tenter de nouvelles expériences avec toutes les précautions qu'elles exigent ; & quant à ce qui me regarde, animé plus que jamais par la permission que VOTRE MAJESTÉ *a daigné me donner de le lui offrir, je redoublerai mes efforts pour tâcher de trouver les moyens les plus surs de calmer ou de surmonter même autant qu'il sera possible, les infirmités inséparables de la vie humaine.*

PRÉFACE
DE
L'AUTEUR.

Il est plusieurs maladies dont les plus habiles Médecins, tant anciens que modernes, ont inutilement tenté la guérison ; & cela sans doute faute d'avoir trouvé les remédes qui y étoient propres ; le devoir & la saine raison exigent donc également qu'on fasse tout ce qui est possible pour les découvrir ; peut-être leur vertu est elle cachée dans des plantes que nous ne connoissons point ou que nous tenons pour suspectes : ce qui me le persuade, c'est que je pense avoir trouvé, dans la Cigüe, un remede propre à fondre les squirrhes les plus invétérés & à guérir radicalement les cancers.

Je ne m'étendrai point sur la vertu spécifique de cette plante ; comme je ne prétens point me parer de cette découverve, je ne désire que de la voir tourner à l'avantage de l'humanité : heureux si l'envie ou la vaine gloire ne s'oppose point aux succès qui peuvent en résulter. J'ai divisé mon ouvrage en trois Chapitres ; le premier contient la description de la plante & la maniere de s'en servir ; je rapporte dans le second les cas ou je m'en suis servi ; & quelques corollaires sont la matiere du troisieme.

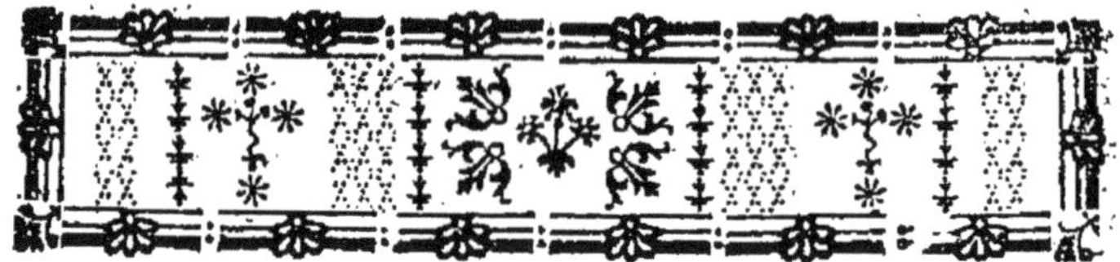

PRÉFACE

DU

TRADUCTEUR.

MONSIEUR STORCK n'eut pas plutôt rendu publiques ses découvertes sur l'usage de la Ciguë, que je resolus d'en donner une traduction Françoise : je crus, qu'elle seroit utile ou du moins agréable à ceux, qui, ne sachant point le latin, voudroient connoître une chose qui frappoit par sa nouveauté, autant qu'elle est avantageuse au genre humain. J'avois à peine commencé ma traduction, que j'appris qu'il en paroissoit une à Paris : ce qui me fit abandonner la mienne. Quelque tems après je vis dans l'année litteraire de 1760, pag. 192, que le style du traducteur *étoit rempli de négligences & d'expressions impropres* : pour m'en éclaircir par moi-même, je fis venir l'ouvrage, &, le dirai-je ? Je trouvai que l'observateur (M. Freron,) étoit à cet égard trop modeste dans sa critique ; il eût été à souhaiter qu'il eût pu rendre plus de justice à M. STORCK. Quoi qu'il en soit, les savans Auteurs des commentaires sur les nouvautés en Physique & en Medecine ont vengé M. STORCK dans leur volume VIII, part. IV, pag. 658, Edit. de

Leipsick. Convaincus par les expériences réitérées, qu'ils ont faites avec attention, ils disent hautement: » que non seulement dans les squirrhes & » les ulceres malins, mais aussi dans les cancers » on peut se servir de la Cigüe comme d'un remède excellent. A quoi ils ajoutent ces mots: *ex his etiam quæ hactenus perspeximus, tutum & a lenti veneni suspicione liberum pronunciare possumus Herbæ Cicutæ usum.* » Par les observations » que nous avons faites jusqu'à présent, nous pou» vons assurer qu'on peut en sureté faire usage » de la Cigüe, & qu'elle est à l'abri de tout soup» çon d'être un poison lent.

Tel est le langage des Savans, qui examinent les choses avec autant d'attention, que d'impartialité. S'il se trouve quelque personnes, & peut-être des gens de l'art, qui detournent les malades de faire usage d'un remede aussi salutaire: même dans le cas, où tout espoir de guérison leur est d'ailleurs interdit; rien n'est plus propre à les faire taire, que de rendre publics les effets operés par ce même reméde sous les yeux des Maîtres de l'art, & pour tout dire, en un mot, sous les yeux de l'illustre Commentateur du grand Boerhaave.

S'il m'étoit permis de mêler mon nom à ces noms célebres; je dirois que dans ma pratique j'ai constamment observé les effets les plus heureux de la Cigüe: mais ce n'est ici qu'une préface, & je compte d'ailleurs donner incessammen au Public, dans un ouvrage separé, mes observations sur cette plante, & sur quelques autres dont les effets ont, pour ainsi dire, été inconnu jusqu'ici. En attendant, je prie le Lecteur de me pardonner, si j'ose d'avance rapporter un seul cas. Une femme âgée d'environ 30 ans d'une maigreur extrême & de mauvaise couleur fut trans portée à notre hopital le 31 Décembre dernier : elle avoit la mamelle gauche dure, squirrheuse, livide, & d'un volume trois fois plus grand que la droite, avec des douleurs si violentes qu'à peine osoit-elle respirer : ses forces étoient tellement abattues que j'étois presque sans espoir de pouvoir la guérir. Dans cet état je lui donnai une décoction adoucissante & un mêlange d'eau de Pavot avec bonne quantité de Diacode & une dragme d'extrait de Ciguë : elle le prit dans l'espace de 24 heures, pendant que M. Haffner, Chirurgien de notre hopital, appliquoit avec la plus grande exactitude des cataplasmes ou des fomentations de Ciguë. Le lendemain les douleurs étoient beaucoup diminuées, & la malade eut de tems à autre un peu de repos. Nous la traitâmes de même pendant six jours : le septieme la mamelle commença à s'ulcerer dans plusieurs endroits ; il en sortit une matiere sanieuse très abondante, & d'une grande âcreté : le fond & les lévres des ulceres étoient absolument couleur de plomb. J'augmentai la dose de Ciguë à deux dragmes par jour, & je donnai beaucoup de lait mêlé avec de l'eau pure ou avec la décoction adoucissante dont j'ai parlé. M. Haffner appliqua extérieurement l'emplâtre de Ciguë avec une fomentation de la même plante : la malade se trouvoit mieux de jour en jour ; & le vingtieme jour nous eûmes la satisfaction de voir que la matiere sanieuse étoit changée en pus clair ; les douleurs étoient devenues fort médiocres, plus de la moitié de la masse squirrheuse étoit fondue, & les glandes squirrheuses qu'elle avoit sous l'aisselle (dont je n'ai point encore fait mention) étoient pareillement beaucoup diminuées & amollies : voyant un succès aussi bon, nous continuâmes de la même maniere jusqu'à en tiere guérison, qui au bout de trois mois s'est trouvée parfaite, à l'aide de cinq purgatifs doux, que je lui ai fait prendre pendant la cure. M. STORCK, qui m'honore souvent de ses conseils, a vu cette malade pendant que je la traitois & a été temoin de son rétablissement total. M. Gasser, Professeur d'Anatomie, qui me fait l'honneur de venir frequemment à mon Hopital avec moi, & veut bien me donner son avis dans toute sorte de cas, a vu de ses yeux le commencement, le progrès & la fin de la cure dont je parle: ainsi que MM. Crampagna, Medecin ordinaire de S. A. R. Monseigneur le Duc Charles de Lorraine; Cambon, Chirurgien de S. A. R. Madame la Princesse Charlotte; Laurent Hoffmann, Medecin de cette ville; Leber, Chirurgien, faisant maintenant les fonctions de Professeur en cette Université, & plusieurs autres personnes de l'art. J'ajouterai qu'on verra par mes observations d'une année, plusieurs squirrhes inveterés, tant aux parotides, qu'aux glandes sous maxillaires & au col, resous par le seul usage interne & externe de la Cigüe: plusieurs ulceres sanieux & chancreux avec des fistules profondes guéris de même, quoique les remédes ordinaires n'eussent rien opéré: des tumeurs aux jointures occasionnées par une matiere âcre, lymphatique, qui empêchoient tout usage des membres, même avec desséchement, & dans quelques unes desquelles on s'appercevoit d'une fluctuation manifeste, entierement dissipées. J'en pourrois dire davantage: mais, outre que j'en parlerai plus amplement dans la suite, le second Traité du célébre Monsieur STORCK, qui va bientôt paroître, & dont je donnerai la traduction, mettra parfaitement au jour les effets de cette plante dans les cas où sans elle, il n'y a rien à espérer. Je me borne donc à prier le Lecteur d'agréer cette traduction, & de croire que je ne l'ai entreprise, que pour le satisfaire, & pour l'utilité de ceux qui peuvent se trouver dans le cas d'avoir besoin de ce remède.

AVERTISSEMENT
DU LIBRAIRE.

J'Ai promis, en donnant les seconde & troisiéme Parties des Observations de M. Storck sur la Cigüe, de rassembler les différentes piéces que l'on publiroit sur le même sujet. C'est pour satisfaire à cet engagement, que j'ai imprimé dans les Additions à la fin du même Volume toutes les Observations rendu publiques jusqu'au tems où il a paru.

La réimpression de la nouvelle Traduction de cette premiere Partie, donnée par M. Collin, Ami de l'Auteur des Observations sur la Cigüe, me fournit l'occasion de donner ce qui a été publié depuis le commencement de 1762.

Ces Additions consistent en Observations de différens Auteurs, & en témoignages de M. Storck & d'autres Médecins en faveur de la Cigüe prise intérieurement.

TRAITÉ

TRAITÉ SUR L'USAGE DE LA CIGÜE.

CHAPITRE I.

ON trouve dans les lieux ombragés & gras, près des fossés & des digues, & dans les haies, qui entourent les prés, une plante en parasol, qui fleurit au mois de Juillet : ses feuilles, attachées à des pédicules longs, épais, creux, sont divisées comme le myrthe en plusieurs aîles minces, d'un verd obscur.

Sa tige, longue, ferulacée, nue, douce, épaisse, creuse en dedans, d'un verd clair mais marqueté de quelques taches rougeâtres semblables à celles des serpens, s'éleve souvent à la hauteur de plus de trois coudées : les ombelles occupent les extrêmités qui portent de petites fleurs blanches, lesquelles sont suivies de semences semblables à celles d'anis, mais un peu plus blanches.

La racine a neuf pouces de longueur, elle est de l'épaisseur d'un doigt; elle est creuse en dedans lorsqu'elle pousse sa tige, avant cela elle est solide.

Cette plante est d'une odeur très désagréable. *Voyez Morison, tom. 3. pag. 290.* Les Botanistes l'ont appellée *Cigüe vulgaire*, & les Allemands le nomment *Schirling*.

Pline dit que plusieurs personnes en ont mangé impunément la tige verte.

Rai nous apprend qu'un nommé *Boulle* donnoit la racine de Cigüe dans les fiévres malignes & les fiévres quartes, jusqu'à la dose d'un scrupule, & qu'il préferoit ce remède à tous les autres Diaphorétiques.

Reneaume, observations 3 & 4, a employé la racine de Cigüe en substance à la dose d'un scrupule ou de demi gros, pour fondre les squirrhes du foie, de la rate & du pancréas; ou bien il donnoit cette racine en infusion à la dose d'un ou de deux gros.

Le suc de Cigüe entre dans la composition de beaucoup d'emplâtres & de linimens officinaux.

Mais d'ailleurs elle est proscrite par presque tous les Auteurs, qui la mettent dans la classe des poisons, & la banissent abso lument de la Medecine. Cette plante abonde par-tout, mais on n'en trouve point dans les jardins, parceque jusqu'ici elle n'a été d'aucun usage ni pour soulager les bestiaux, ni pour guerir les hommes.

Personne n'ignore cependant que le Créateur n'a rien fait qui ne soit bon & utile à quelque chose.

Fondé sur ce principe, j'ai cru devoir faire par préférence l'expérience des vertus de cette plante ; j'ai lu & consulté à cet effet grand nombre d'Ecrivains anciens & modernes ; j'ai trouvé qu'elle a été (sur tout anciennement) employée extérieurement avec de grand succès pour dissiper les tumeurs froides, fondre les squirrhes, & adoucir les douleurs des cancers.

Mais j'ai vu en même tems que l'opinion générale étoit que donnée interieurement, la Cigüe étoit un très violent poison. C'est pourquoi j'ai commencé mes essais par l'appliquer à l'exterieur. J'ai pris de la Cigüe séchée & hachée ; j'en ai formé des sachets ; je les ai fait tremper dans de l'eau bouillante pendant quelques minutes, & ensuite, après en avoir exprimé le liquide, je les ai appliqués chaudement sur les parties affectées.

Par ce moyen j'ai quelquefois évité le progrès de gangrennes très mauvaises, & separé les chairs mortes.

J'ai fait bouillir ces sachets dans du lait pour ceux qui ne pouvoient en supporter la mauvaise odeur lorsqu'ils avoient été bouillis dans l'eau ; ou même pour ceux à qui ils causoient de trop grandes démangeaisons : ils les supportoient par-là plus facilement sans qu'il en resultât aucun mal, & tous ont trouvé du soulagement par cette méthode.

Par le moyen de cette fomentation, non seulement j'ai calmé promptement les douleurs de goutte dans un sexagenaire, qui en souffroit depuis nombre d'années : mais encore je suis parvenu à ramollir entierement & à resoudre les *nodus* occasionnés par la goutte, de maniere que les accès, qui revinrent, ne furent plus ni si violens ni si longs.

Par l'usage de la même fomentation & des pilules que je décrirai plus bas, j'ai quelquefois beaucoup soulagé des malades ; j'en ai entierement gueri d'autres de rhumatismes invéterés & de douleurs de goutte.

Il s'en est cependant trouvé quelques-uns en qui le long usage de ce reméde n'a produit aucun effet ; mais il n'a été nuisible à personne que je sache.

J'en ai vû de très bons effets dans les endurcissemens des glandes des mamelles, & dans les cancers de la plus mauvaise espéce.

Cependant le sachet de Cigüe n'en produit

point d'aussi heureux, lorsqu'il y a des tumeurs inflammatoires ou séreuses chaudes.

On peut néanmoins s'en servir dans ces cas, au moyen des évacuations préalables & nécessaires.

Les emplâtres dans lesquelles entre le suc de Cigüe, sont aussi d'un grand usage. Ils fondent & détruisent des tumeurs qui d'ailleurs résistent à tous autres remédes.

C'est d'après ces effets que j'ai commencé à soupçonner que peut-être la force dissolvante, discussive & pénétrante de la Cigüe étoit cachée dans le suc de la plante.

Pour m'en assurer, j'ai exprimé ce suc, & je l'ai fait épaissir à petit feu dans un vase de terre jusqu'à consistance d'extrait.

Pour ne point essayer d'abord cet extrait sur le corps humain, je commençai par en donner un scrupule trois fois le jour à un petit chien en le lui faisant avaler à l'aide d'un morceau de viande, après quoi j'examinai attentivement s'il arriveroit dans cet animal quelque changement. Je n'en observai aucun; au contraire il demeura sain, vif, & parut attendre sa soupe avec beaucoup d'empressement.

Le deuxiéme jour je donnai la même quantité d'extrait; tout se passa comme le jour précédent.

Le troisieme jour je n'observai non plus aucun mauvais symptôme.

Devenu plus hardi par là, je voulus en faire l'experience sur moi-même.

Je pris matin & soir un grain de cet extrait, en buvant par dessus une tasse de Thé.

J'observai pendant ce tems là un regime un peu plus exact qu'à l'ordinaire, afin que je pusse m'appercevoir sur le-champ s'il se passoit en moi quelque chose d'extraordinaire.

Je continuai la même dose pendant huit jours, je n'en ressentis pas la moindre incommodité, j'étois leste, fort, ayant très bonne mémoire; j'avois bon appetit & je dormois tranquillement.

La semaine suivante j'augmentai la dose; je pris deux grains de pilules matin & soir, & il ne m'arriva aucun accident.

Je crus alors pouvoir sans blesser ma conscience éprouver le même reméde sur d'autres personnes.

Je voulus cependant savoir encore auparavant quelle étoit la force de la racine de Cigüe.

Lorsque cette racine est récente, & qu'on la coupe par rouelles, elle repand un lait qui est amer & âcre; j'en mis sur le bout de ma langue une ou deux gouttes; elle devint roide sur-le-champ; elle s'enfla avec de grandes douleurs, & je ne pus articuler une seule parole.

Effrayé par cet évenement, je me refsouvins d'avoir lû que les acides résistoient aux forces de ces espéces de médicamens, & qu'ils en énervoient le venin.

Je me lavai donc toute la langue avec du jus de Citron, & j'en frottai fortement le bout; je sentis tout de suite beaucoup de soulagement, les douleurs se dissiperent ainsi que la tension, & je commençai à balbutier.

Un quart d'heure après je réiterai les mêmes lotions; j'avois cependant déja commencé à parler plus librement.

Je continuai à différentes reprises la même opération, & enfin au bout de deux heures ma langue redevint entierement libre.

Le plus grand virus de la racine résideroit-il dans le lait?

Quoi qu'il en soit, la racine sechée & reduite en poudre est moins dangereuse; car j'ai quelquefois pris un ou deux grains de cette poudre sans qu'il me soit rien arrivé.

Assuré de tous les effets ci-dessus, je fis préparer les pillules suivantes.

R. de la Cigüe récente autant que vous voulez ; exprimez en le suc & faites-le évaporer à un feu très doux, dans un vase de terre, en le remuant de tems en tems pour l'empêcher de brûler : faites le cuire jusqu'à consistance d'extrait épais ajoutez y une suffisante quantité de poudre de Cigüe pour en faire une masse, & formez-en des pilules de deux grains.

SI on exprime le suc de Cigüe, après avoir fait bouillir cette plante pendant quelque tems dans une suffisante quantité d'eau, on fait un extrait moins efficace, mais cependant bon.

Pour éviter la mauvaise odeur des pilules, on peut les argenter, les dorer, ou les saupoudrer de différentes poudres.

On pourra aussi donner cet extrait dans des bols, dans des mélanges, ou enfin dans quelqu'autre forme convenable, afin que les malades ne s'en fatiguent ou ne s'en dégoutent pas par le trop long usage.

J'ai commencé par les plus petites doses, & d'abord je n'ai donné matin & soir qu'une seule pilule ; mais le troisieme & quatrieme jour j'en ai donné une trois fois le jour.

Huit jours après j'en donnois trois fois le jour deux, & en augmentant insensiblement (lorſque je l'ai cru néceſſaire) je ſuis parvenu juſqu'à en donner un gros & même un gros & demi en un ſeul jour.

Je n'en ai jamais obſervé aucun mauvais effet, quoique j'aie donné ſans diſcontinuer ces pilules pendant un an ou deux, & même au delà, à des gens qui ſe portoient bien.

J'ai quelquefois commencé des cures en donnant d'abord de plus grandes doſes ; & lorſque j'ai vû des hommes robuſtes & de bon tempéramment, je leur en ai fait prendre deux ou trois fois le jour, deux, trois & même quatre pilules.

Néanmoins il eſt toujours mieux de commencer par de petites doſes, car il y a des tempéramens, auxquels nuiſent les médicamens les moins nuiſibles par eux-mêmes. Il faut donc agir avec précaution, afin de parvenir inſenſiblement à la connoiſſance de la conſtitution des malades.

Chaque fois qu'on fait uſage de ces pillules, on donne par deſſus une ou deux taſſes de Thé ou de bouillon de veau. Si l'on prend la poudre de racine de Cigüe réduite en pilules avec une ſuffiſante quantité de gomme tragacanthe, on aura un médicament très efficace : mais il faut alors apporter beaucoup plus de circonſpection à la cure.

CHAPITRE II.

PREMIER CAS.

UNE Demoiselle fort aimable avoit depuis trois ans la parotide gauche extrêmement squirrheuse & de couleur pourpre, quelquefois avec des douleurs aigües, quelquefois sans douleur. Cette tumeur étoit plus grosse que le poing.

Plusieurs Medecins & Chirurgiens avoient inutilement employé tant extérieurement qu'intérieurement différens remédes, lorsque la malade s'adressa à M. *Leber*, Chirurgien de l'hopital des Bourgeois, qui me consulta sur le mal.

Ayant examiné cette tumeur ainsi que les recettes & les médicamens qui avoient été prescrits, nous vîmes qu'on avoit employé intérieurement & extérieurement des remédes extrêmement fondans discussifs.

Nous en conclûmes qu'il ne restoit rien à donner dans ce genre, que l'esprit de froment avec le sublimé-corrosif.

Nous appliquames donc exterieurement une emplâtre de Laudanum, nous donnâmes l'esprit de froment, &c. Et nous fimes boire à la malade beaucoup de décoction de racine de Chiendent, de Chicorée, de Taraxacum, &c.

Ces remédes continués très exactement pendant trois sémaines n'opérerent aucun changement, ainsi nous convînmes d'essayer les pilules de Cigüe.

Je commençai par une seule pilule d'un grain matin & soir, en faisant boire chaque fois par dessus un ou deux verres d'infusion de fleurs de sureau.

Huit jours après la malade vint nous dire avec joie que la masse de la tumeur étoit diminuée, plus molle, plus mobile, & nous la trouvâmes en effet telle : elle nous marqua beaucoup d'envie de continuer ce reméde ; il avoit produit de trop bons effets, pour ne pas y consentir sans scrupule.

Huit jours après elle revint encore : la tumeur étoit à-peu-près dans le même état, c'est pourquoi j'augmentai la dose jusqu'à deux pilules matin & soir. La dureté diminua par-là de plus de moitié dans l'espace de trois jours : & ce reméde ayant été continué pendant six semaines à la même dose, toute la dureté se dissipa ; il resta cependant un sac flasque & pâteux.

Je donnai un purgatif, & je fis frotter ce sac, de linges impregnés de fumées aromatiques de mastic, d'encens, de myrrhe, &c. Dans l'espace de six jours ou environ tout se dissipa, & il ne resta aucun vestige du mal.

Dès que la malade fut guerie, je la conduisis chez M. le Baron *Van Swieten*, à qui elle raconta elle même tout ce qui s'étoit passé.

SECOND CAS.

Une femme âgée de plus de trente ans avoit déja depuis plusieurs années nombre de glandes, qui se gonfloient de tems en tems, quelquefois sous les aisselles, quelquefois au sein, quelquefois au col.

Au commencement ces tumeurs disparoissoient toujours par l'application d'une emplâtre & après avoir pris un purgatif.

Dans la suite elles devinrent plus opiniâtres; quelquefois par l'usage de l'emplâtre elles s'ulcéroient, & après avoir donné pendant quelques sémaines beaucoup de sérosité, elles se consolidoient d'elles-mêmes.

Les forces de la malade avoient cependant diminué peu à peu; ses pieds s'étoient enflés ainsi que les glandes axillaires: enfin la mamelle droite, qui s'étoit gonflée de même, étoit devenue tout à fait squirrheuse, & lorsqu'on appliquoit l'emplâtre, la malade y sentoit dans l'instant une douleur aigüe.

La dureté dégénéra en tubérosité; cette mamelle devint pourpre, & de là livide

La peau s'étant ensuite ouverte dans deux endroits avec beaucoup de douleur, il se forma deux ulcères chancreux qui donnoient une sanie très fétide & très acre.

La douleur s'augmentoit tous les soirs; la malade avoit eu recours à différens médecins & chirurgiens; elle avoit usé de beaucoup de remédes sans jamais éprouver le moindre soulagement.

Le 14 Septembre 1757, elle s'adressa à moi. Ayant examiné la chose je crus pouvoir saisir cette occasion, pour éprouver mes pilules; je lui en fis prendre deux d'un grain matin & soir, & je lui fis boire par dessus de l'infusion de feuilles de Véronique.

Le 22, je m'apperçus que la couleur livide étoit devenue presque par-tout d'un beau rouge; & que dans certains endroits elle étoit naturelle.

Les douleurs étoient beaucoup plus tolérables; & au lieu de sanie fétide, il suintoit une matiere claire & puriforme.

Le 2 Octobre la couleur étoit presque par-tout devenue naturelle; la masse & la dureté étoient diminuées; les douleurs peu sensibles; le pus de bonne qualité.

Le 14, la mamelle recommença à se gonfler encore; à devenir rouge, à avoir de la tension, & à être très douloureuse; au lieu de pus il sortit de la sanie.

Ce mauvais succès ne me fit cependant pas perdre tout espoir : je découvris que le tems des mois s'approchoit ; je jugeai que le mal pouvoit provenir de cette circonstance ; & je conseillai à la malade de continuer sans interruption les pilules.

Le jour suivant les mois parurent ; la mamelle se désenfla ; la couleur naturelle revint, les douleurs se calmérent, & la malade continua l'usage des pilules.

Le 24 je trouvai la mamelle beaucoup moins enflée & plus molle, le pus étoit de bonne qualité, & j'ordonnai trois pilules matin & soir.

Le 3 Novembre il sortit, des ulceres, une grande quantité de pus de bonne qualité ; la mamelle se désenfla, la malade y sentit des picotemens fréquens, les tumeurs de l'aisselle droite commencerent à se dissiper.

Le 19, la malade me dit que les mois avoient reparu dans le tems convenable ; qu'alors la mamelle s'étoit gonflée, que les douleurs s'étoient fait sentir plus vivement ; mais que n'étant pas inquiéte de cet accident, elle avoit toujours continué l'usage des pilules.

En examinant la mamelle, je trouvai que la partie supérieure à la papille étoit presque dans son état naturel quant à la molesse & à la grandeur ; mais que sous la papille elle étoit encore dure comme pierre : je fis prendre à la malade matin & soir quatre pilules.

Le 2 Décembre elle revint se plaignant de vives douleurs qu'elle souffroit pendant la nuit & qui l'empêchoient de fermer l'œil ; l'appetit étoit entierement perdu ; la bouche étoit amere, pâteuse, les rots fétides & fréquens ; mais la malade me mit en même tems au fait de tous ces symptômes en m'avouant que quelques jours auparavant elle avoit mangé du cochon fumé & des choux qui n'étoient pas bien cuits ; après quoi elle avoit-sur-le champ senti un poids dans l'estomac, qui avoit été suivi de nausées & d'augmentation de douleurs.

Je lui ordonnai un purgatif préparé avec rhubarbe choisie deux scrupules, crême de tartre un scrupule : elle eut cinq selles qui firent revenir tout de suite l'appetit, & calmerent les autres symptômes.

J'augmentai après cela la dose jusqu'à cinq pilules de deux grains chacune, qu'elle prit matin & soir.

Le 18, la malade me dit que dans le tems des regles elle n'avoit presque point senti de douleurs, & que la mamelle avoit gardé sa couleur naturelle.

En touchant la tumeur de dessous l'aisselle je trouvai qu'elle étoit beaucoup diminuée & extrêmement mobile.

Les ulceres étoient purs, & sembloient déja tendre à la guérison ; le pus étoit en petite quantité, de très bonne couleur & consistance : la moitié de la mamelle au-dessus de la papille étoit dans son état naturel ; mais l'autre moitié en dessous de la papille n'obéissoit nullement aux remédes, & restoit dure comme pierre ; ce qui faisoit douter à juste titre du succès de la cure.

Néanmoins la malade ayant déja vû des progrès si sensibles me promit de continuer exactement & sans interruption l'usage des pilules, & me pria de ne pas le lui refuser : je lui en donnai donc six matin & soir.

Le 24, la malade sentit de nouveau de violentes douleurs dans la mamelle, qui recommença encore à se tendre, & à devenir extrêmement rouge : mais elle me dit que ces symptômes étoit survenus, parceque trois jours aûparavant les ulceres s'étoient fermés par des croutes épaisses dont ils s'étoient couverts & qui avoient empêché l'écoulement de la matiere.

Pour ramollir ces croutes je fis appliquer une emplâtre de blanc de baleine. Le jour suivant elles tomberent ; il s'écoula, des ulcéres, une sérosité âcre ; ensuite il parut du pus, la rougeur de la mamelle se dissipa & les douleurs cesserent.

Le 15 Janvier la dureté qui occupoit

la moitié inferieure de la mamelle, commença à se fondre ; la malade ne ressentit aucune douleur, & les mois reparurent dans le tems sans produire aucun mauvais symptôme.

Le 3 Février la malade se plaignit de rapports continuels, de nausées, de maux de cœur & de douleurs plus fortes dans la mamelle ; elle m'ajouta qu'elle étoit dans cet état chaque fois qu'elle avoit mangé des légumes : je trouvai néanmoins la mamelle quant à sa grandeur, à sa couleur & sa flexibilité, dans le même état que le 15 Janvier.

M'appercevant d'ailleurs que l'estomac étoit chargé, j'ordonnai un purgatif qui opéra avec beaucoup de succès, & je fis ensuite continuer les pilules.

Le 24. Février la malade se portoit très bien ; le squirrhe des glandes axillaires étoit diminué, & la dureté qui occupoit la moitié de la mamelle en dessous de la papille, étoit moindre, & separée en six parties différentes.

Le 13 Mars je trouvai que tout étoit dans le même état. Je donnai trois fois le jours six pillules.

Le 10 Avril le squirrhe, en dessous de la papille étoit flexible ; on n'en pouvoit plus distinguer les différentes parties ; les ulceres étoient beaucoup moins grands, plus purs, & le pus de bonne qualité.

Le 29, tout fut presque dans le même état : la malade me pria de lui donner un purgatif, parcequ'elle se sentoit l'estomach chargé, & qu'elle avoit des nausées; sur quoi je lui donnai un seul gros de rhubarbe qui lui fit rendre une grande quantité de matieres bilieuses, après quoi elle se porta bien.

Le 24 Mai, toute la mamelle reprit à-peu-près sa flexibilité & sa grandeur naturelle. Les ulceres commencerent à se fermer, & il n'y eut plus qu'une très petite quantité de pus de très belle couleur & de bonne consistance : la tumeur subaxillaire étoit aussi devenue petite.

Le 3 Juillet, toute la mamelle se trouva dans son état naturel; les ulcères se fermerent; la tumeur qui étoit au-dessous égaloit à peine la grosseur d'un pois.

J'ordonnai alors de cesser l'usage des pilules, & je dis à la malade de revenir au bout de quelques semaines, afin que je pusse voir si la mamelle restoit dans l'état, où elle étoit.

Elle revint le 20 Août; je trouvai tout en bonne situation, & la femme en très bonne santé.

Dès le commencement de la cure, au cinquieme mois, & enfin lorsqu'elle fut entierement finie, je menai la femme que j'avois traitée, chez M. le Baron *van Swieten*, afin qu'il vît par ses yeux le progrès des expériences que j'avois faites.

TROISIEME CAS.

Une femme âgée de 24 ans, qui se portoit bien d'ailleurs, s'étoit apperçue depuis un an, qu'elle avoit à la mamelle droite un tubercule dur & mobile : il s'étoit augmenté peu à peu, au point que le 12 Octobre 1758, lorsqu'elle s'adressa à moi, il étoit de la grosseur d'un œuf d'oie.

En examinant la tumeur, je m'apperçus que c'étoit un vrai squirrhe.

Je donnai matin & soir trois pilules de deux grains, & je dis à la malade de boire par dessus telle infusion qu'elle voudroit.

Le 25 Octobre elle revint; je trouvai la tumeur plus molle & un peu diminuée; elle me demanda si on ne pourroit pas y appliquer quelque emplâtre, mais je crus devoir éprouver l'effet que produiroient les pilules données seules, & en conséquence, je lui conseillai d'en prendre matin & soir quatre.

Le 16 Novembre, je vis que le squirrhe s'étoit divisé en plusieurs parties molles; la malade étoit de très bonne humeur; ses regles coulerent bien, quoiqu'elle ne discontinuât point les pilules dans ce tems.

Je lui prescrivis un purgatif qui opéra avec succès; la mamelle se désenfla beaucoup, & j'ordonnai la continuation des pilules.

Le 15 Décembre, la mamelle étoit presque dans son état naturel; il restoit seulement une petite masse flexible comme de la pâte.

Le 3 Janvier, la mamelle se trouva absolument dans son état naturel.

Je prescrivis encore un purgatif; & depuis ce tems-là, je n'ai plus revû la personne que j'avois traitée.

QUATRIEME CAS.

Au mois d'Août 1758, une fille âgée de 18 ans, qui relevoit à l'hôpital d'une maladie aigüe, & qui commençoit à recouvrer ses forces, sentit de grandes douleurs dans la mamelle droite, qui déja depuis six mois étoit extrêmement dure.

Je lui donnai des pilules faites avec gomme ammoniac, savon de Venise, rhubarbe, &c. & M. Haffner, Chirurgien, lui appliqua à l'extérieur un cataplasme de savon de Venise, dissous dans du lait.

La malade se porta d'abord mieux; la mamelle commença à se ramollir, & les douleurs se calmerent : mais bientôt elles augmenterent une seconde fois ; la mamelle devint plus dure encore, de couleur pourpre, & enfin livide ; quelques jours après, la peau s'étant percée, il se forma un ulcère sordide, d'où il découla quantité de sanie très fétide.

Je fis appliquer extérieurement la fomentation de feuilles de Cigue, je donnai matin & soir trois pilules de deux grains chacune ; & dès le jour même les douleurs diminuerent beaucoup.

Le troisiéme jour, la couleur livide commença à se changer, il parut du pus clair au lieu de sanie fétide.

Le septiéme jour, toute la mamelle devint d'un rouge clair ; l'ulcère étoit beau ; les douleurs, qui furent legeres pendant le jour, augmenterent un peu sur le soir ; le pus étoit déja devenu de bonne qualité, & la mamelle plus molle.

Le quinziéme jour, l'ulcère parut tendre à sa guérison ; la mamelle étoit plus molle, & la couleur, pour ainsi dire, naturelle : il ne restoit d'ailleurs point de douleurs, ou du moins elles étoient peu considérables.

Le 20, la masse de la mamelle se trouva diminuée & plus molle, & l'ulcère se ferma.

Pour calmer les douleurs, j'employai l'opium.

Le 25, la mamelle étoit extrêmement molle vers la papille, & j'y apperçus une sorte de fluctuation; je fus encore obligé de donner l'opium, à cause des douleurs violentes pendant les nuits. Je commençai de plus ce même jour à donner matin & soir quatre pilules, & à faire appliquer avec soin à l'extérieur la fomentation de Cigue.

Le 28, la fluctuation étoit devenue manifeste & les douleurs très aigües : la malade même me pria de lui faire ouvrir l'abcès, ce qui fut fait par M. *Haffner*, Chirurgien de mon hôpital.

Il s'écoula une grande quantité de pus de bonne qualité; les douleurs se calmerent sur-le-champ, & toute la mamelle se désenfla; il resta cependant dans le circuit quelques parties squirrheuses : au reste, la couleur se trouva naturelle.

Nous n'employames après cela que la fomentation de Cigue & les pilules, afin d'éprouver ce qu'elles pourroient seules.

Il s'écoula tous les jours une assez grande quantité de pus de bonne qualité, & les parties squirrheuses se dissiperent si promptement, que le quarantiéme jour il n'en resta presque plus rien, & que l'ulcère commença à se guérir.

Le cinquantiéme jour, la malade fut entierement guérie & l'ulcère cicatrisé, par l'unique moyen des pilules & de la fomentation de Cigüe, & l'usage de ces remédes ne causa pendant toute la cure, aucun inconvénient.

Les selles furent toujours d'une bonne coction, excepté les jours qu'il avoit fallu se servir d'opium, auxquels la malade n'en eut point.

Vers la fin, je lui donnai un purgatif qui lui occasionna quatre selles très abondantes.

Trois jours après, les mois reparurent pour la premiere fois sans aucune incommodité; de sorte qu'elle se trouva parfaitement guérie quand elle quitta l'hôpital.

CINQUIEME CAS.

UNE femme de 28 ans, six semaines après ses dernieres couches, s'apperçut d'une dureté & d'une douleur qui se faisoient sentir dans la mamelle droite. L'enfant qu'elle nourrissoit, refusa le lait de cette mamelle.

Vers le commencement, elle n'y appliqua que des linges impregnés de vapeurs aromatiques.

Lorsqu'elle s'apperçut que la dureté & les douleurs augmentoient, elle y appliqua une emplâtre ; mais la mamelle devint rouge, & les douleurs furent si vives, qu'elle ne pouvoit dormir ni jour ni nuit.

Enfin le huitiéme mois, la fiévre survint avec une grande soif, & la respiration fut difficile : ayant pris la mere & l'enfant dans mon hôpital, je résolus de les séparer ; mais l'enfant ne voulut prendre aucun aliment, il dépérissoit à vue d'œil, & ses cris continuels lui ôtoient les forces. Dès qu'on l'eut rendu à sa mere, il se calma, & dormit tranquillement. Il fallut donc le lui laisser.

Comme la fiévre étoit considérable, & le pouls élevé & dur, j'ordonnai une saignée ; je fis appliquer un cataplasme émollient sur la mamelle douloureuse, & je donnai pour boisson ordinaire, une prisanne nitreuse & résolutive.

Dans l'espace de deux jours, la douleur se calma beaucoup, & la fiévre cessa entiérement.

Je continuai encore les mêmes remèdes pendant trois jours : presque toutes les douleurs se dissiperent ; mais la dureté resta dans le même état ; la fiévre ne revint cependant pas, ce qui fit que je changeai de méthode.

Je fis appliquer à l'extérieur, un cataplasme de savon de Venise dissous dans le le lait, & j'ordonnai pour remède intérieur le mêlange ſuivant.

R. » Du ſavon de Veniſe, demi-once, faites-le diſſoudre dans de l'eau; de » fleur de ſureau une livre; ajoutez-y » enſuite du ſel de polychreſte demi gros; » de ſirop de chicorée compoſé avec rhubarbe deux onces & demie : mêlez le » tout enſemble; donnez-en toutes les » deux heures, demi-once.

Après avoir donné ce remède pendant dix jours ſans interruption, je ne trouvai aucun changement dans la mamelle, & la malade s'en dégoûta peu à peu : je m'apperçus de plus, que les glandes du col de l'enfant, qui d'ailleurs ſe portoit bien, avoient déja commencé à ſe gonfler & à ſe durcir, & là-deſſus, j'ordonnai à la mere de prendre trois fois par jour, trois pilules, & par-deſſus beaucoup d'infuſion de fleurs de ſureau.

J'obſervai au bout de trois jours, que la mamelle étoit plus molle à la ſurface; la malade me dit qu'elle reſpiroit plus librement, & que les urines étoient plus abondantes.

L'enfant, qui prenoit le ſein, ne reſſentit aucun mal de l'uſage de ces remèdes.

Huit jours après, je trouvai le ſquirrhe de la mamelle partagé en pluſieurs parties ; l'enfant eut une diarrhée legere, & les urines de la mere furent moins abondantes.

Le quatorziéme jour, je trouvai toute la mamelle molle comme de la pâte ; la malade avoit bon appetit ; elle avoit tous les jours une selle naturelle comme avant sa maladie ; la petite diarrhée de l'enfant continuoit cependant toujours ; mais il n'en fut pas affoibli, & les glandes du col revinrent insensiblement dans leur état naturel.

Le vingt-quatriéme jour, la mamelle fut presque naturelle, & l'enfant n'eut plus de diarrhée.

Le trentiéme, je donnai à la mere un gros de rhubarbe choisie, qui la purgea bien ; & quelques jours après, elle sortit de l'hôpital avec son enfant, l'un & l'autre parfaitement guéris.

Je n'augmentai point pendant la cure la dose des pilules, dont je donnai constamment neuf par jour.

SIXIEME CAS.

UN homme de 64 ans, avoit un can cer affreux qui rongeoit toutes les partie depuis le coin gauche de la bouche jusqu'' l'oreille ; tous les remédes qu'on avoit es sayés, n'avoient pû arrêter le progrès d mal, & le quinquina même n'avoit rien opéré.

Je lui donnai matin & soir six pilules avec de l'infusion de fleurs de sureau, & extérieurement je lui fis appliquer l'emplâtre diapompholix.

Le premier jour, le malade n'eut aucun soulagement.

Le deuxiéme, les douleurs se calmerent; il dormit la nuit, & l'ulcère fut moins puant.

Le troisiéme, il en sortit beaucoup de sérosité âcre, & les lévres qui étoient auparavant fort bouffies, se désenflérent.

Le quatriéme, il y eut moins de sanie avec peu de puanteur.

Le cinquiéme, au lieu de sanie, il parut du pus clair, & l'ulcère fut assez net.

Le 6, le 7, le 8 & le 9e, les choses resterent dans le même état; les douleurs furent legeres; le malade eut bon appetit.

Le douziéme, il sortit de nouveau de l'ulcère une sérosité abondante, les douleurs se calmerent, & la tumeur des lévres diminua.

Le 13, l'ulcère se trouva encore sordide; il répandit une très mauvaise odeur, & causa de grandes douleurs.

Le 14, j'augmentai la dose des pilules, dont je donnai huit le matin & soir.

Le 15e, il coula de l'ulcère une quantité très abondante de sérosité ; mais les douleurs diminuerent beaucoup.

Le 16, le pus fut de bonne qualité, & le malade ne se plaignit d'aucune douleur.

Le 17, l'ulcère se trouva net ; la suppuration fut louable ; les douleurs avoient totalement cessé.

Le 18, tout étoit dans le même état.

Le 19, les grandes douleurs revinrent encore ; les levres de l'ulcère se gonflerent : le malade rebuté se retira à la campagne, & se mit entre les mains d'un Chirurgien de village, qui par des emplâtres & des décoctions, fit ensorte que le cancer gagna bientôt presque tout le visage, & tua ce misérable dans l'espace de trois semaines.

L'usage des pilules en avoit arrêté les progrès ; il ne s'étoit point accru ni en grandeur ni en profondeur ; mais la maladie empira dès que le malade l'eut quitté.

SEPTIEME CAS.

UNE Dame de condition étant à la chasse, appuya un peu trop fortement son fusil contre la mamelle droite.

Elle ne sentit pas d'abord de grande douleur; mais douze ou quinze jours après, elle s'apperçut qu'elle avoit dans cette mamelle, un tubercule gros comme un pois.

Ce tubercule s'étoit accru insensiblement, sans causer de douleur, & il surpassoit la grandeur d'un gland, lorsque je vis cette Dame; je lui donnai trois pilules matin & soir.

Huit jours après elle revint; je n'apperçus aucun changement à la tumeur.

Le dix-septiéme jour, le tubercule parut plus mol dans sa surface; la malade n'eut jamais de douleur dans la mamelle; mais tandis qu'elle fit usage de ces pilules, elle eut contre son ordinaire deux ou trois fois des selles liquides: cependant les forces se maintenoient, & l'appetit restoit toujours bon.

Après le premier mois, le tubercule avoit diminué; il étoit plus mol, & paroissoit beaucoup plus mobile.

A la fin du mois suivant, il étoit diminué de près de moitié, & devenu plus mol encore: je conseillai à la Dame de continuer les pilules, & depuis ce tems, je ne l'ai plus vue.

Pendant l'usage qu'elle en a fait, elle s'est toujours bien portée, & les mois ont paru réguliérement & sans aucun inconvénient.

HUITIEME CAS.

UNE femme de 43 ans s'adressa à moi le 22 Mars 1758 : elle avoit la mamelle gauche extrêment grosse, dure comme pierre, immobile, pourpre, livide dans plusieurs endroits, & causant des douleurs très aigües; d'ailleurs elle ne pouvoit remuer le bras de ce côté par la douleur de la mamelle & de la tumeur des glandes subaxillaires : lorsqu'elle marchoit, la respiration étoit courte, difficile & accompagnée d'une petite toux.

Tous ces signes annonçoient un cancer occulte, dont elle rejettoit la cause & l'origine sur son mari, qui lui avoit donné un coup de coude six mois auparavant : il parut, dit elle, tout de suite un tubercule qui augmenta & dégénera enfin en cancer.

Avant de rien entreprendre, je la menai chez M. le Baron *van Swieten*, qui, après avoir bien pesé les choses, conclut que le cas étoit difficile & très propre à l'épreuve de mon remede : il me conseilla de donner matin & soir trois pilules à la malade, & de la lui renvoyer tous les quinze jours, afin qu'il pût s'instruire par lui-même des progrès de la cure.

Le 30 Mars, la femme revint me dire

que les douleurs étoient moindres : mais que d'ailleurs la mamelle étoit dans le même état qu'auparavant.

Je lui fis découvrir le sein, & je vis d'abord que la couleur de toute la mamelle étoit changée, de façon cependant que dans la partie où elle étoit auparavant pourpre, la couleur étoit devenue belle & vive, & qu'elle étoit pourpre dans les endroits où je l'avois vue auparavant livide ou brune : je m'apperçus de même que vers l'aisselle, la mamelle étoit plus molle, de sorte que je lui conseillai de continuer les pilules.

Le 6 Avril, je la menai une seconde fois chez M. le Baron *van Swieten* ; il fut fort satisfait des effets du remede, en voyant manifestement que la couleur de chancreuse qu'elle étoit, étoit déja changée en couleur naturelle dans différens endroits ; que dans d'autres elle étoit d'un beau rouge, & qu'enfin elle n'étoit plus nulle part livide : la malade dit aussi que la douleur étoit diminuée ; mais la respiration étoit encore difficile, & la petite toux continuoit. Le Baron *van Swieten*, en touchant la mamelle, la trouva dans tout le circuit plus molle & diminuée.

Le 13 Avril, je la trouvai encore plus molle & un peu diminuée : mais il y avoit sur la papille un espace long de trois pouces, & large de deux, qui restoit sans aucun changement : cet endroit étoit extrêmement rouge & immobile, j'ordonnai à la malade de prendre matin & soir cinq pilules.

Le 20 Avril, je me rendis encore avec elle chez M. le Baron *van Swieten*; elle se plaignoit alors de douleurs aigües, piquantes & brulantes, qui revenoient de tems en tems; la toux étoit un peu plus fréquente, & la malade ajoûta qu'en toussant, elle sentoit une augmentation de douleur dans la mamelle, comme si elle étoit adhérente au poulmon, & qu'on l'en arrachât.

D'ailleurs, une partie de la mamelle, large d'un demi pouce & répondant à l'aisselle, étoit dans son état naturel par rapport à sa flexibilité, à sa couleur & à sa grandeur, ce qui fit dire à M. *van Swieten*, qu'il voyoit que la dureté se fondoit comme glace : néanmoins la tumeur à la papille se trouva sans aucun changement.

Pour remédier peu à peu à la toux seche, j'ordonnai outre les pilules, une décoction de racine & de feuille d'Althea avec le Sirop de la même plante.

Le 27 Avril, la malade avoit encore la même toux & les mêmes douleurs; mais elle s'apperçut qu'elle pouvoit serrer son corps beaucoup davantage que quinze jours auparavant, d'où elle conclut que la mamelle étoit diminuée.

Nous continuâmes la même dose de pilules & l'usage de la décoction.

Le 4 Mai, nous revinmes chez M. *van Swieten.* Toute la mamelle étoit alors diminuée & plus molle, excepté la dureté qui étoit fortement adhérente aux côtes, & qui étoit sur la papille.

Le 18 Mai, la malade se portoit mieux; la toux étoit moins incommode, les douleurs médiocres, la mamelle plus molle; la dureté demeura cependant sur la papille dans le même état; d'ailleurs la toux commença d'entraîner des crachats glutineux.

Le premier Juin, M. le Baron *van Swieten* observa avec beaucoup de satisfaction que la mamelle étoit diminuée au moins des deux tiers: cependant la malade se plaignoit de douleurs & de la toux, qui l'incommodoit beaucoup pendant la nuit, sur quoi M. *van Swieten* lui conseilla de prendre le soir les pilules de Cinoglose.

Le 15 Juin, elle revint me dire qu'elle dormoit bien: qu'elle toussoit moins, & qu'elle étoit presque sans douleurs. La respiration étoit un peu plus libre, & les crachats devinrent purulens: la dureté à la papille commença aussi à se ramollir.

Le 29 Juin, la malade eut encore la respiration plus aisée; les crachats purulens sortirent avec aisance; mais la dureté à la papille, restoit toujours presque dans le même état; c'est pourquoi je fis appliquer extérieurement une fomentation de Cigüe.

Le 13 Juillet, elle revint & se plaignit que la dureté à la papille commençoit à s'exulcérer par l'application du sachet.

En examinant la mamelle, j'apperçus qu'il y avoit un petit espace, où l'épiderme s'étoit séparé; que la peau étoit percée, & qu'il en découloit une sanie âcre.

En m'informant plus particulierement des causes de cet incident, j'appris de la malade, qu'ayant senti une demangeaison & des picotemens dans la mamelle, elle avoit graté cet endroit, qu'elle l'avoit fortement frotté avec sa chemise, & que depuis ce tems, elle avoit senti une grande ardeur & un écoulement de sanie : je lui ordonnai de continuer la fomentation, & de prendre matin & soir huit pilules.

Le 20 Juillet, l'ulcère se trouva déja assez profond, les lévres étoient livides, la sanie étoit très puante, la malade souffroit des douleurs plus grandes, & les crachats furent mêlés de pus.

Le 27, l'ulcere étoit encore plus proſond; mais les douleurs ſe calmerent: la ſanie étoit fétide, il ne parut point de pus; il tomboit de l'ulcère des morceaux entiers, larges, coriaces, durs & fétides; ainſi, la dureté qui étoit ſur la papille, & qui réſiſtoit à toutes ſortes de remédes, parut diminuer par l'exfoliation. Les crachats purulens ſortoient en abondance; mais la toux excita de la tenſion & une grande douleur dans l'ulcère, dont les lévres recouvrerent peu à peu leur couleur naturelle.

Ce fut dans cet état, que je pris la malade dans mon hôpital. M. *Haffner*, Chirurgien, la panſoit deux fois le jour, & rempliſſoit l'ulcère de charpie, imbibée d'infuſion de Cigüe. Il tomboit tous les jours des fragmens coriacés, & la tumeur diminuoit beaucoup. La malade ne ſentoit au reſte, point de douleur, elle dormit ſans opium; mais pendant le jour, elle touſſoit fréquemment & les crachats étoient purulens.

Le 15 Août, il commença à paroître du pus dans l'ulcère; preſque toute la puanteur ſe diſſipa, & la dureté diminua par la ſupuration; les lévres de l'ulcère devenues nettes, avoient une très bonne couleur; les forces de la malade étoient paſſablement bonnes; elle expectoroit avec facilité, & la respiration étoit beaucoup plus aisée.

Le 16 Août, je la fis venir chez M. *van Swieten*; il fut surpris de voir un squirrhe si opiniâtre, diminuer ainsi par une suppuration bénigne, & me fit espérer que, lorsque la dureté des bords seroit consumée, l'ulcère se consolideroit de lui-même.

Tout alloit en effet très bien, & il y avoit déja beaucoup de signes de guérison.

Le 24, la malade se plaignit encore de la toux fréquente, & des grandes douleurs qu'elle causoit à la mamelle, qui, me dit-elle, paroissoit comme attachée par une cordé, & qu'elle sentoit se retirer vers l'intérieur de la poitrine, en causant les douleurs les plus aigües lorsqu'elle toussoit. Ce qui rendoit les nuits très inquiétes & très agitées : je me servis en conséquence d'opium; & dès qu'elle l'eut pris, elle se porta mieux; elle eut de l'appetit; les forces augmenterent, la toux fut moins incommode, & les crachats purulens sortirent avec facilité.

Le 2 Septembre, vers les huit heures du matin, je trouvai la malade en bon état, & je la vis se promener sans se plaindre ni de toux ni de douleurs.

Le même matin, quelques personnes lui apporterent en cachette, du vin qu'elle bût avec beaucoup d'avidité étant encore à jeun ; elle en eut des vertiges ; elle vomit ; elle tomba ; & quelques minutes ensuite elle mourut d'Apoplexie.

Nous trouvâmes dans la dure mere, plusieurs veines variqueuses. Le cervelet étoit comprimé par une grande quantité de sang grumeleux ; le lobe moyen du poulmon gauche étoit entiérement squirrheux : mais le lobe supérieur ne l'étoit qu'en partie, & en partie suppurant.

Ces deux lobes étoient fortement attachés à la pleure par leur partie antérieure, & nous ne pûmes les séparer sans déchirure.

L'ulcère étoit propre ; les muscles de la poitrine très sains ; les lévres de l'ulcère avoient une très bonne couleur, ils avoient déja commencé à se réunir aux parties voisines, & à se rapprocher : enfin, on ne pouvoit gueres douter de la guérison totale, si l'accident qui survint ne l'eut empêchée.

NEUVIEME CAS.

Une femme âgée de 23 ans, avoit de petites glandes squirrheuses & gonflées dans toute l'étendue du col, qui par-là étoit plus gros que la tête.

Plusieurs de ces glandes étoient rongées par un ulcère chancreux. La malade avoit déja tenté nombre de remédes prescrits par différens Médecins & Chirurgiens, & ne s'étoit apperçue d'aucun soulagement, quand elle vint à notre hôpital.

M. *Haffner* fit extérieurement tout ce que la Chirurgie pouvoit indiquer : de mon côté, j'ordonnai beaucoup de décoctions & de pilules composées avec gommes férulacées, résine de Gayac, savon de Venise, terre foliée de tartre, extrait catholicum &c. Je fis continuer très exactement ces remédes pendant six semaines, sans remarquer aucun changement dans la maladie.

Les ulcères répandoient une sanie fétide & maligne, la matiere ichoreuse avoit même rongé la membrane cellulaire, & produit des sinus profonds & des fistules.

Voyant l'inutilité de ces remédes, je tentai le sublimé corrosif, préparé suivant la méthode de M. *van Swieten* : mais la malade sentit des douleurs dans la poitrine, commença à tousser, & se plaignit d'une ardeur dans le sternum, quoiqu'elle prît beaucoup de décoctions.

Je continuai cependant l'usage du sublimé pendant un mois, parceque les symptômes, qui étoient survenus par l'usage de ce reméde, diminuerent beaucoup : mais il survint une legere salivation, sans que la malade en fut soulagée.

Je le fis alors discontinuer ; je fis appliquer extérieurement une fomentation de Cigue, & je joignis à l'infusion de lierre terrestre, de veronique, d'aigremoine &c. 12 pilules à prendre en trois fois le jour.

Le sixiéme jour, les douleurs se calmerent : la lividité des glandes ulcérées se changea en beau rouge, la sanie disparut, & il y succéda du pus clair.

Le dixiéme jour, la tumeur du col & des glandes étoit beaucoup diminuée ; les ulcères assez purs, le pus de bonne qualité ; la malade dormit tranquillement ; elle eut de l'appetit & ne sentit aucune douleur.

Le 21, plusieurs ulcères avoient commencé à se cicatriser ; la tumeur du col étoit beaucoup moindre ; plusieurs glandes étoient dans leur état naturel, & les sinus moins profonds. Je donnai alors trois fois le jour six pilules.

Le trente-deuxiéme jour, tout se trouva encore dans un meilleur état ; plusieurs sinus étoient déja fermés, & il ne restoit que deux grandes fistules calleuses du côté gauche ; elles furent opérées par le Chirurgien, & guéries ensuite avec la même fomentation & les mêmes pilules dans l'espace de quinze jours, après quoi presque toutes les glandes revinrent dans leur état nature ; on n'y sentoit plus aucune dureté squirrheuse ; il restoit seulement dans quelques endroits des tubercules d'une consistance pâteuse.

Je donnai un purgatif, avec rhubarbe demi gros, scammonée huit grains, sel polychreste quinze grains. Il opéra six fois, sans affoiblir la malade.

Ensuite elle prit trois fois le jour pendant quinze jours six pilules, sans que je fisse rien appliquer à l'extérieur ; & ces quinze jours finis, elle se trouva en parfaite santé.

Les mois parurent toujours réguliérement, sans que les pilules y apportassent le moindre empêchement.

Après la guérison, je gardai encore la même femme pendant trois semaines, pour voir si les tumeurs des glandes ne reviendroient point, ou si les sinus, fermés peut-être trop-tôt, ne se r'ouvriroient point.

Comme il ne parut rien, je la renvoyai, en la priant cependant de revenir dans le cas qu'il reparût quelque tumeur.

Sept mois se sont passés depuis ce tems, & je ne l'ai point revue.

DIXIEME CAS.

UNE fille âgée de dix-huit ans, avoit le glandes submaxillaires squirrheuses, &

de la grosseur d'un œuf de poule, à peu près.

Je lui donnai d'abord, matin & soir six pilules, qu'elle prit pendant un mois entier, sans succès.

La sixiéme semaine, les tumeurs commencerent seulement à s'amollir & à diminuer.

J'observai ensuite une mollesse pâteuse dans la circonférence de ces glandes.

La septiéme semaine, je commençai à lui donner trois fois le jour six pilules, & j'y ajoutai tous les huit jours un purgatif de rhubarbe.

Par ce moyen, la malade fut parfaitement guérie dans l'espace de trois mois.

ONZIEME CAS.

UNE femme âgée de 67 ans, avoit à la mamelle gauche un horrible cancer ulcéré, & qui étoit si grand, que la partie supérieure atteignoit, pour ainsi dire, le menton, & que l'inférieure descendoit jusqu'au ventre.

MM. le Baron *van Swieten*, de *Dietman*, Doyen; *Gasser*, Professeur d'Anatomie, *Jaus*, Professeur de Chirurgie & autres qui se trouvoient à l'Université, y virent cette femme le 20 Juin 1759, & me l'envoyerent.

Toute la mamelle étoit d'un brun noir, remplie de tubercules, & la ſanie en étoit extrêmement puante.

J'ordonnai matin & ſoir, quatre pilules de Cigüe, je fis appliquer extérieurement pendant le jour une fomentation de feuilles de la même plante, & pendant la nuit l'emplâtre Diapompholix.

Le 28 Juin, la malade me dit qu'elle ne ſouffroit plus autant qu'auparavant; qu'elle dormoit tranquillement, & que la puanteur diminuoit.

J'obſervai, en effet, au lieu de ſanie, du pus clair.

Le 6 Juillet, la couleur de la mamelle étoit belle, la ſupuration louable, la maſſe moindre, la puanteur très legere.

Le 14 Juillet, le cancer étoit beaucoup diminué, le pus de bonne qualité, peu de mauvaiſe odeur, la couleur bonne. La malade me dit que de tems en tems, il étoit tombé de l'ulcère de grands fragmens, qui s'étoient ſéparés de la mamelle; que tous les deux ou trois jours, il en ſortoit une grande quantité de ſéroſité, & qu'alors la maſſe diminuoit viſiblement.

Le 22 Juillet tout étoit encore en meilleur état, & la malade ne ſe plaignoit d'aucune incommodité.

Je la conduiſis à la premiere aſſemblée

qui se tint à l'Université; M. le Baron *van Swieten*, M. le Doyen & tous les Professeurs en Médecine, qui avoient auparavant vû cette misérable, furent surpris des effets du remede & du prompt changement de la maladie; la couleur de la mamelle étoit bonne, il n'y avoit presque plus de puanteur, le pus étoit de bonne qualité, la masse du cancer étoit diminuée de moitié.

Le 3 Août, la mamelle se trouva encore plus diminuée; mais comme la malade ressentoit vers le soir des douleurs, qui rendoient les nuits très agitées, je lui donnai pour les calmer un parégorique qui les appaisa; elle continua, au reste, toujours les fomentations & les pilules à la même dose.

Le 15 Août, la mamelle chancreuse étoit encore à-peu-près de la grosseur du poing; la suppuration étoit bonne, point de mauvaise odeur, & les forces en bon état à proportion de l'âge.

Le 26 Août, nous revimes M. *van Swieten*; tout alloit si bien, qu'il espera que le cancer finiroit de fondre dans peu de semaines, si la chose continuoit ainsi.

Le 2 Septembre, la malade se trouvoit parfaitement bien; le cancer n'égaloit point la grosseur du poing.

Le 6, elle me fit dire, qu'ayant été

surprise d'un coup de vent violent, en vendant du fruit sur le marché, elle avoit subitement senti un froid considérable par tout le corps avec des douleurs de ventre excessives, qui avoient été suivies d'un flux de ventre très considérable & très douloureux, & qu'enfin elle avoit dans l'instant perdu toutes ses forces.

Le lendemain, elle me fit avertir que le flux de ventre & les douleurs étoient toujours les mêmes; qu'elle rendoit du sang par les selles, & qu'elle avoit une grande soif, accompagnée de foiblesses fréquentes. Je fus la voir le même matin avec M^r. *Leber;* j'employai intérieurement tous les remedes que je crus utiles; mais ce fut en vain.

Le troisiéme jour, le visage devint cadavereux, & le quatriéme cette pauvre femme mourut.

M. *Leber* coupa la mamelle après la mort, & l'apporta à l'Université à la premiére assemblée qui s'y tint.

M. *van Swieten*, & MM. les Professeurs en Médecine qui s'y trouverent, témoins du bon effet qu'avoit opéré la Cigüe, virent avec regret qu'une mort inopinée eut arrêté les progrès sensibles que ce remede avoit déja faits.

DOUZIEME CAS.

Le 4 Avril 1759, le célebre M. de *Haen* m'envoya une femme qui avoit au col une quantité de ſquirrhes, dont pluſieurs étoient ulcerés avec malignité.

La mamelle gauche étoit auſſi toute ſquirrheuſe, & de couleur livide & pourpre dans la partie voiſine de l'aiſſelle; dans le même endroit, il y avoit un petit trou, d'où découloit une ſanie copieuſe, âcre & corroſive.

De plus, il y avoit pluſieurs ſquirrhes de différentes grandeurs, cachés ſous les aiſſelles & aux aînes.

Je donnai d'abord trois fois le jour, quatre pilules, & par deſſus l'infuſion de Veronique.

Le 14, la malade me dit que depuis l'uſage de ces pilules il s'écouloit, des ſquirrhes ulcérés, une quantité plus grande de ſanie; mais que l'écoulement n'excitoit pas la moindre ardeur dans les parties ulcérées.

La couleur des ſquirrhes étoit devenue naturelle ou rougeâtre, de livide qu'elle étoit auparavant, la maſſe étoit auſſi beaucoup moindre, & la mobilité du col & des glandes plus grande.

Il ſe trouvoit auſſi du ſoulagement ſous

les aisselles; la malade pouvoit non-seulement remuer le bras sans aucune douleur (ce qui lui étoit ci-devant impossible) mais elle le serroit plus étroitement au corps.

La couleur livide avoit presqu'entierement disparu dans la mamelle, qui étoit plus molle, & avoit moins de masse, il sortoit de la petite ouverture du pus de bonne qualité.

Je crus donc devoir continuer les pilules à la même dose, & j'en donnai à la malade une quantité suffisante pour trois semaines, parcequ'elle demeuroit dans un endroit éloigné.

Elle revint au bout de ce tems. Déja nombre de squirrhes avoient disparu; plusieurs ulcères étoient couverts d'une bonne cicatrice, les tubercules étoient très petits sous les aisselles & aux aînes, tous étoient mobiles & point du tout douloureux.

La mamelle étoit presque naturelle quant à sa masse & à sa dureté, & il ne sortoit en pressant, qu'une petite quantité de pus par l'ouverture dont j'ai parlé.

Je lui donnai alors des pilules pour un mois entier, mais sans en augmenter la dose.

Le mois étant passé, la malade revint me demander s'il étoit nécessaire qu'elle continuât, parcequ'elle ne sentoit plus ni douleur, ni incommodité dans le col ni ſous les aiſſelles, ni aux aînes, ni dans la mamelle; que les ulceres étoient tous guéris, & que les ſquirrhes étoient ſi petits, qu'ils ne lui faiſoient aucune peine.

Je trouvai en effet que toute la mamelle étoit dans ſon état naturel, que l'ouverture étoit parfaitement conſolidée, & que le tubercule qui étoit vers l'aiſſelle, étoit à peine ſenſible.

Les ulceres du col étoient bien cicatriſés, les ſquirrhes étoient ou entierement fondus, ou ſi petits qu'il ne reſtoit pas la ſeptiéme partie de leur ancienne maſſe.

Je trouvai ſous les aiſſelles, un ou deux tubercules de la groſſeur d'un pois, tous les autres étoient mols & naturels: la malade me dit qu'il n'y avoit plus de tumeur aux aînes, & qu'elle marchoit avec beaucoup de liberté.

Je lui donnai encore des pilules pour un mois, & je lui dis de revenir lorſqu'elle les auroit finies; mais elle n'a point reparu depuis ce tems.

TREIZIEME CAS.

Une fille âgée de 18 ans avoit depuis pluſieurs années les parotides, les glandes maxillaires & toutes celles du col ſquirrheuses & si gonflées que le col étoit plus gros que la tête.

Tous les remédes avoient été employés sans aucun succès.

Plusieurs parties même commencerent à devenir livides, à cause des grandes douleurs, & enfin à se changer en ulceres chancreux & fétides. Il survint aussi des sueurs nocturnes avec un abbattement de forces, & ces sueurs dégénérerent en phtysie.

La malade fut transportée à l'hopital de chez les personnes chez qui elle servoit, à cause des ulceres horribles, de la puanteur considérable & maligne, & de la crainte de la contagion.

Je la vis avec M. *Haffner* Chirurgien. Nous trouvâmes parmi les squirrhes & les ulceres un nombre infini de sinus. D'ailleurs elle étoit très foible, & se plaignoit d'insomnies causées par les douleurs, sur quoi on lui donna l'opium.

Je lui donnai d'ailleurs matin & soir trois pilules avec une infusion de lierre terrestre, & beaucoup de lait. Nous appliquâmes aussi extérieurement la fomentation de Ciguë.

Le troisieme jour les douleurs étoient déja moins fortes; la sanie couloit plus abondamment, elle étoit âcre à la vérité, mais, moins fétide & le col étoit un peu désenflé.

Le

Le huitieme, il parut dans différens endroits du pus de bonne qualité.

Plusieurs glandes étoient devenues mobiles ; la malade commença à dormir sans opium ; les sueurs nocturnes furent aussi moins abondantes.

Le quatorzieme le pus fut bon, presque par-tout, & les tumeurs squirrheuses moindres.

J'augmentai alors la dose des pilules, j'en donnai quatre matin & soir, & l'on appliqua soigneusement la fomentation de Cigüe.

Le trentieme jour les sueurs nocturnes cesserent entierement, il y avoit déja beaucoup de sinus fermés, les ulceres avoient une très bonne couleur & quelques uns tendoient déja à la guerison. Il y avoit au reste trois fistules calleuses qu'il fallut opérer.

Le quarante quatrieme jour plusieurs ulceres étoient déja fermés ; les autres fournirent de bon pus, la tumeur du col étoit beaucoup moindre ; la malade regagna de l'appetit & des forces.

Le soixantieme jour les ulceres étoient presque tous fermés ; le col étoit désenflé, & la peau avoit sa couleur naturelle Toutes les glandes étoient plus petites & mobiles : mais il restoit un squirrhe adhérent à la clavicule gauche.

Ce squirrhe étoit plus grand qu'un œu

d'oie, & résonnoit comme un cartilage.

Cette tumeur ne s'est jamais changée en aucune maniere par l'usage des remédes.

Le soixante-quatorziéme jour, différens squirrhes étoient divisés en plusieurs parties. Une glande s'ulcéra à la partie gauche du col, & repandit une matiere purulente; ensuite tout le sac tomba, & dans peu de jours la cicatrice fut formée.

Le quatre-vingt-dixiéme jour, le col avoit déja dans plusieurs endroits sa molesse & sa grandeur naturelle & il ne restoit pas la dixiéme partie de la tumeur. Néanmoins le squirrhe qui étoit sur la clavicule, demeura dans le même état: comme il étoit mobile, & qu'il avoit résisté à toute la force des remédes, nous voulumes l'extirper avec le bistouri; mais la malade ne voulut pas y consentir, & lorsqu'elle eut assez de forces, & qu'elle put aisément mouvoir le col, elle quitta l'Hopital pour retourner chez ses parens.

Elle fut ensuite deux mois sans prendre de remédes, & durant ce tems les squirrhes n'augmenterent ni ne diminuerent point.

Enfin elle revint encore, elle me dit qu'elle étoit en condition, & me demanda si elle ne pourroit point y faire usage des pilules, je les lui conseillai tout de suite, & je lui en donnai trois à prendre matin & soir.

Au bout de trois semaines je la revis, je trouvai les squirrhes diminués & plus mobiles.

La cinquieme semaine finie, la malade vint me montrer avec joie que le squirrhe que nous avions cru auparavant cartilagileux, étoit pour lors diminué & divisé en six différentes parties.

J'admirai cet effet que je desirois depuis longtems, & je lui conseillai de prendre matin & soir quatre pilules; un mois après je la revis encore, & tout alloit de mieux en mieux.

C'est maintenant le cinquieme mois qu'elle fait usage de ces pilules; elle en prend six trois fois par jour, c'est-à-dire dix-huit en tout: elle n'en ressent aucune incommodité; elle est robuste; elle dort bien; elle respire avec aisance, ce qu'elle ne pouvoit faire auparavant; elle a bon appetit, & elle a tous les jours des selles qui sont de bonne coction & naturelles; les squirrhes qui restent, diminuent insensiblement, & tout promet enfin une guérison, lente à la vérité, mais parfaite.

QUATORZIEME CAS.

LE 12 Septembre 1759, une femme de quarante aus, dont la mamelle droite, après s'être gonflée, étoit devenue squirrheuse depuis six mois, s'adressa à moi.

Je l'examinai avec M. *Collin* Médecin, qui étoit dans ce moment chez moi.

D'abord j'ordonnai trois pilules trois fois le jour, & je lui dis de revenir au bout de huit; je la revis très satisfaite, le squirrhe étoit plus mol & plus mobile, & je lui conseillai de continuer exactement le même reméde

Trois semaines après la malade revint; je fis prier M. *Collin* de s'y trouver : il fut extrêmement surpris du prompt effet du reméde, qui dès lors avoit fait disparoitre la moitié du squirrhe.

Je donnai alors à la malade des pilules pour un mois entier, pour qu'elle ne fût pas obligée de revenir aussi souvent, & qu'elle s'épargnât chaque fois une lieue de chemin.

Ces pilules finies le squirrhe avoit à peine la grosseur d'un œuf.

Je prescrivis alors un purgatif, & je donnai encore à la malade des pilules pour le mois suivant.

Ce mois passé je l'attendis vainement, elle n'est plus revenue.

QUINZIEME CAS.

Un homme âgé de 53 ans gagna la verole, & la negligea ſoit par honte, ſoit faute d'argent.

Le Teſticule gauche ſe gonfla; cauſa des douleurs violentes, & devint entierement ſquirrheux. La verge devint auſſi ſi monſtrueuſe qu'elle ſurpaſſoit de beaucoup celle d'un cheval.

Enfin il parut, dans trois endroits, des excroiſſances fongueuſes, qui dégénérerent bientôt en chancres affreux.

Les bourſes mêmes furent rongées par un ulcere carcinomateux, & le teſticule gauche ſe trouva entierement à nud, ulcéré, chancreux, & pendant du ſcrotum.

Le malade ne pouvoit reſter couché, ni dormir, & les douleurs l'empêchoient également de marcher; il fut apporté à notre Hopital dans ces affreuſes circonſtances. En l'examinant avec M. *Haffner* Chirurgien, nous fumes, pour ainſi dire, empeſtés par la mauvaiſe odeur qu'il exhaloit.

Le teſticule droit qui pendoit du ſcrotum étoit tout chancreux & plus gros que le poing: ſans toucher bien rudement la verge, le ſcrotum, ni le teſticule, le ſang ſortit tout à coup en abondance & de lui-même.

Le malade affoibli tomboit ſouvent en ſyncope ; & la puanteur étoit ſi forte, que ne pouvant le laiſſer avec les autres, nous fumes obligés de l'en ſéparer.

Je lui donnai d'abord tous les jours une once & demie de quinquina, afin de corriger l'acrimonie, & de faire ſéparer les chairs mortes.

Le quatrieme jour le malade refuſa de le prendre avant qu'il fût préparé. Nous ne vîmes d'ailleurs aucun changement par ſon uſage ; les forces diminuoient même davantage, & le malade perdit entierement l'appetit.

Dans ce cas déſeſpéré, je voulus tenter l'uſage des pilules & de la fomentation de Cigüe ; je lui donnai donc d'abord ſix pilules trois fois le jour, & je fis couvrir très ſoigneuſement les parties affectées, d'une fomentation de la même plante.

Dès le même ſoir les douleurs ſe calmerent, & le malade commença à dormir.

Le jour ſuivant il ſe ſépara beaucoup de fragmens pourris ; la verge ſe déſenfla & la mauvaiſe odeur diminua.

Le troiſieme jour tout fut encore en meilleur état.

Le quatrieme, le pus étoit de bonne qualité dans tous les ulceres carcinomateux ; la verge étoit diminuée de moitié ; le teſticule devenu plus petit & plus mol, & les ulceres de bonne couleur. Le malade s'endormit sans parégorique, & commença à reprendre l'appetit.

Le huitieme jour la verge se trouva dans son état naturel, les parties chancreuses étoient fort corrigées, & la supuration étoit bonne par-tout; il se sépara de grandes portions du scrotum; le testicule étoit devenu mol & égaloit à peine la grandeur d'un œuf.

Le douze tout alloit encore mieux.

Le dix-huit il ne parut plus rien de chancreux; le testicule recouvra son volume & sa molesse naturelle, & il nous parut que ce qui avoit été rongé par l'ulcere carcinomateux, se reparoit dans cette partie.

Les bords du scrotum avoient une très bonne couleur, & commençoient à se rejoindre. Dans la verge, au lieu d'excroissances chancreuses, les ulceres étoient déja remplis & très purs, & toutes les fonctions se faisoient beaucoup mieux; les forces étoient aussi plus considérables.

Je continuai donc les pilules, toujours à la même dose, ainsi que les fomentations jusqu'au trentieme jour: alors le scrotum fut entierement gueri & les ulceres de la verge furent beaux & beaucoup plus petits.

Le malade étoit cependant tourmenté tous les ſoirs d'une démangeaiſon par tout le corps ; pour terminer la cure, je me ſervis des remédes antivénériens, afin d'expulſer ce qui pouvoit ſe trouver de virus dans le ſang.

Les pilules & la fomentation ont fait dans ce cas plus que je n'aurois oſé eſperer.

Je fis voir ce malade à M. *Kolman*, Médecin des armées, à M. *Leber*, Chirurgien de l'Hopital de la ville, au Frere *Abdon*, Chirurgien chez les Freres de la Charité, & à pluſieurs autres perſonnes de l'Art, qui tous furent ſurpris des effets que la Cigüe avoit produits.

SEIZIEME CAS.

UNE femme âgée de 36 ans avoit dans la partie gauche du col deux fiſtules provenantes d'une cauſe inconnue, & qui avoient produit des ſinus ſi nombreux & ſi conſidérables que la ſonde parvenoit juſqu'à la langue, juſqu'au Sternum, & entre l'éſophage & la trachée artere juſqu'à la partie oppoſée du col ; & ce qui étoit plus étonnant, ces ſinus ſe diſtribuoient dans tout le thorax ; car les liqueurs qu'on injectoit dans les fiſtules paſſoient, ſuivant le rapport de la malade, dans la poitrine juſqu'au ſcrobicule du cœur, & par la partie postérieure, jusqu'aux lombes.

M. *Haffner* en jugea de même, parce-qu'il falloit la plupart du tems plus de six onces d'injection pour remplir ces sinus. Nous tentâmes tous les remedes qui nous parurent convenables, & que les meilleurs Auteurs ont recommandés en semblables cas.

Tous ces moyens furent sans effet, & après avoir donné à la malade pendant six mois entiers différentes décoctions, injections & fomentations, il survint des douleurs terribles, & elle commença à devenir phtysique.

Nous resolumes donc M. *Haffner* & moi de tenter la Cigüe. Nous enveloppâmes le col & le dos de fomentations de cette plante; M. *Haffner* en faisoit de plus tous les jours des injections douces & legeres dans les fistules & dans les sinus.

La malade prit matin & soir six pilules.

Dès le premier jour les douleurs diminuerent, & elle dormit sans le secours de l'Opium, ce qui n'avoit point été jusqu'alors.

Le troisieme jour le Chirurgien s'apperçut qu'il entroit dans les fistules une moins grande quantité d'injection.

Le dixieme jour la malade se trouva

bien, & tout parut annoncer une guérison certaine.

Le quatorze on pouvoit à peine injecter deux onces d'infusion. La malade se plaignoit cependant de tension dans le dos, d'une ardeur vers le Sternum & d'une sécheresse de gosier.

Je fus d'avis de quitter les injections de Cigüe, & d'en faire seulement de très legeres de décoction d'orge en y joignant du miel rosat.

La malade fut par-là guerie dans l'espace de huit jours, les fistules se cicatriserent entierement ; & elle resta encore six mois à l'hopital sans que le mal reparût.

DIX-SEPTIEME CAS.

J'AI encore gueri dans l'espace de quatre mois dans mon hopital par l'usage des pilules & de quelques purgatifs donnés de tems à autre un homme à qui, par rapport à une fievre quarte supprimée tout-à-coup, il survint dans la partie antérieure de l'abdomen une dureté, longue d'un empan & large de la moitié : deux autres cas pareils y ont de plus été traités & guéris de même.

Les pilules ont d'ailleurs fondu un squirrhe du foie, & guéri la jaunisse qui y avoit succédé, je faisois cependant prendre en même tems au malade du petit lait en abondance.

Lorſque la rate ſe gonfle à la ſuite de fiévres intermittentes, & que ſa ſubſtance eſt devenue ſpongieuſe, les pilules de Cigüe ſont peu utiles : mais les autres médicamens ne le ſont point davantage.

DIX-HUITIEME CAS.

Un homme âgé de cinquante ans accablé d'une cataracte ſur les deux yeux, & qui relevoit d'une maladie aigüe, prit dans mon hopital les mêmes pilules avec tant de ſuccès, qu'en deux mois de tems il fut en état de marcher ſeul, & de diſtinguer les objets & les couleurs.

DIX-NEUVIEME CAS.

La vue s'étoit tellement affoiblie dans une fille âgée de 22 ans par une cataracte commençante dans les deux yeux, qu'elle ne pouvoit marcher ſans de grandes attentions.

Les cataractes diſparurent dans deux mois & demi de tems par l'uſages des pilules, & la vue eſt redevenue ſi bonne, que cette fille peut maintenant enfiler les aiguilles les plus fines, & coudre très proprement. M. le Baron *van Swie-*

C vj

ten a été témoin oculaire de cette derniere cure.

VINGTIEME CAS.

UNE femme âgée de 25 ans avoit un broncocele squirrheux qui occupoit non seulement toute l'étendue du col, mais qui pénétroit même dans l'intérieur de la poitrine & rendoit la respiration très difficile.

L'usage des pilules guérit le broncocele en quatre mois par une résolution bénigne & par la suppuration; la respiration devint ensuite très libre.

Les même pilules guérirent aussi dans le même tems un ulcere profond & malin dans la cuisse gauche, qui avoit résisté jusqu'alors à toutes sortes de remedes, & que M. *Haffner* avoit inutilement traité pendant six mois avec tout le soin imaginable.

CE SONT là les épreuves que j'ai faites avec un succès complet; je pourrois encore en rapporter d'autres; mais comme elles n'ont pas été poussées à leur perfection, je les passe sous silence.

Je crois cependant devoir parler encore d'autres expériences faites par des personnes de l'Art.

De trois sœurs, deux furent suffoquées par des glandes au col, gonflées & squirrheuſes. La troiſieme fut conſervée & guérie par M. le Baron *van Swieten* qui ſe ſervit de ces pilules dans cette occaſion.

Dans un ſemblable cas, où tous les ſecours de l'art avoient été épuiſés ſans ſuccès, & dans lequel l'électricité même avoit été employée en vain, M. *Keſtler*, Médecin ordinaire de leurs Majeſtés I. & R. A. fit avec ſuccès uſage des mêmes pilules.

Il en donna pendant longtems tous les jours trente, chacune de deux grains, & il n'en ſurvint aucun accident.

Il y avoit dans l'hopital militaire de cette ville un Soldat ayant à la parotide droite un ſquirrhe d'un ſi grand volume, qu'il occupoit tout ce côté du viſage juſqu'à l'œil.

Ce ſquirrhe, accompagné de grandes douleurs, d'une couleur livide & brune, & de pluſieurs autres affreux ſymptômes, menaçoit de dégénérer en cancer de mauvaiſe qualité, & la phtyſie étoit à craindre.

M. *Kollmann*, Médecin des armées, qui avoit l'Intendance de cet hopital, ſe ſervit de mes pilules & fit appliquer extérieurement la fomentation de Cigüe.

Non ſeulement les apparences du cancer diſparurent en peu de tems; mais preſque toute la tumeur squirrheuse s'évanouit en trois semaines.

Ce Soldat faisant très peu d'attention aux petits restes du squirrhe, ne voulut plus demeurer à l'hopital & alla réjoindre l'armée, parcequ'il se portoit d'ailleurs très bien.

Une Dame de condition cacha pendant trois ans qu'elle avoit un cancer occulte dans les deux mamelles, mais enfin les douleurs devinrent excessives, & il parut dans plusieurs endroits du sein des tubercules livides, qui présageoient une très mauvaise exulceration de cancer.

Effrayée à juste titre, elle fit appeller M. *Pock*, Medecin de cette ville, très expérimenté. Au premier aspect il conclut qu'il falloit se servir de mes pilules; il en fit usage, les douleurs cesserent dans l'espace de trois semaines, la couleur brune disparut, & la naturelle revint.

Quelques jours après les tubercules se dissiperent; & dans l'espace de quinze jours la dureté commença à se ramollir dans la surface.

Deux mois après la grande dureté se partagea en petites parties qui disparurent par le moyen d'un purgatif, & la masse du sein diminua.

Cette Dame avoit vu de trop grands effets de ces pilules pour ne les pas continuer très exactement & avec beaucoup de confiance : elle dit de plus, qu'outre le ſoulagement qu'elle ſentoit dans les mamelles, elle étoit encore délivrée de vomiſſemens & de maux de cœur, dont elle étoit atteinte auparavant, de même que de quelques douleurs rhumatiques, auxquelles elle avoit été fréquemment ſujette.

Il ſurvint au reste, une maladie aigüe dont la malade mourut pendant la cure.

Elle avoit été ſaignée dans le cours de cette maladie; le ſang étoit devenu coueneux & épais, de ſorte qu'on ne doit pas craindre que par l'uſage de ces pilules, le ſang contracte une liquidité putride.

Cette Dame avoit pris trente pilules par jour pendant quelques ſemaines, & elle ne ſe plaignit jamais d'aucune incommodité.

M. *Leber*, Chirurgien de l'Hôpital de la Ville, & homme très expérimenté, a de même fait pluſieurs épreuves de ces pilules.

Il a fait réſoudre par leur moyen, dans différentes parties du corps, des ſquirrhes très opiniâtres.

Il a guéri pluſieurs cancers, non-ſeulement au ſein, mais encore au viſage, dans les yeux, le nez, &c. M. *van Swieten* a vû les malades pendant la cure.

Le même M. *Leber* a employé avec ſuccès ces pilules dans différentes affections des yeux. Elles ont été le plus souvent sans effet dans les maux invétérés; mais il est permis de tenter.

Néanmoins M. *Leber* a observé avec moi, que les maladies de tous ceux qui avoient fait usage de ces pilules dans la cataracte, ou dans quelqu'autre épaississement des humeurs des yeux, n'ont point augmenté, quoiqu'elles n'ayent pas été guéries : ainsi les pilules de Ciguë empêchent du moins les progrès de ces maladies, & l'expérience a démontré qu'il suffisoit dans ces cas d'en prendre deux matin & soir.

Leurs effets sont d'ailleurs quelques fois extrêmement lents, & ne deviennent sensibles que le troisiéme ou le quatrieme mois.

Il ne faut donc pas se désespérer, si pendant quelques semaines on ne voit point de changement.

Tandis que j'écris ceci, je traite une femme âgée de trente ans, qui m'a été adressée il y a trois mois, par M. *Rechtberger*, Chirurgien de l'hôpital de saint Marc.

Cette femme a depuis plusieurs années à la mamelle gauche un squirrhe, qui, malgré l'usage de différens remedes, a commencé de causer de vives douleurs & de menacer d'un cancer.

Je lui ai d'abord donné trois fois le jour trois pilules.

Les douleurs se sont calmées en peu de jours, mais il n'y a point eu de changement dans le squirrhe, j'ai augmenté insensiblement la dose jusqu'à 18 pilules par jour, & continué cette dose jusqu'à l'onziéme semaine sans m'appercevoir d'aucun changement.

Quoique je commençasse à douter du succès, la malade, qui du moins n'avoit plus de douleurs, a voulu continuer l'usage des pilules.

A la treiziéme semaine, le squirrhe a commencé à s'amollir, à se diviser, & enfin il s'est fondu si subitement, que dans l'espace de dix jours, à peine en reste t'il la douzieme partie; tout ce qui en demeure encore est d'ailleurs mol & pâteux.

CHAPITRE III.

COROLLAIRES.

Corollaire I.

IL résulte de ces observations, que le suc de Cigüe, réduit à consistance d'extrait, fournit un remede qu'on peut donner en assez grande dose dans tous les tempéramens, à tout-âge, & à l'un & à l'autre sexe.

Corollaire 2. Ce remede ne dérange aucune fonction, aucune sécrétion, aucune excrétion.

Corollaire 3. Il agit d'une maniere insensible, puisqu'il ne purge ni ne fait vomir, & qu'il n'agmente ni la sécrétion de l'urine, ni celle de la sueur.

Corollaire 4. Il résout les squirrhes & les duretés qui résistent aux autres remedes, même aux fondans les plus actifs : d'où l'on doit conclure que c'est un grand résolutif.

Corollaire 5. Il fait le plus souvent suppurer les tumeurs, qu'il ne peut pas résoudre.

Corollaire 6. Il arrête les progrès du cancer.

Corollaire 7. Il en adoucit l'acrimonie, & en ôte la puanteur.

Corollaire 8. Il en change la matiere ichoreuse en matiere plus louable.

Corollaire 9. Il en appaise les douleurs.

Corollaire 10. Il guérit le cancer même.

Corollaire 11. Il guérit aussi les ulceres qui résistent aux autres remedes.

Corollaire 12. Il consolide les fistules & les sinus les plus rebelles.

Corollaire 13. Il dissipe les tumeurs œdémateuses en l'appliquant extérieurement.

Corollaire 14. Il rétablit quelque fois la vue, lorſqu'on en eſt privé par quelque cataracte, pouvû qu'elle ne ſoit pas invétérée.

Corollaire 15. Il réſout, ou du moins il arrête dans les commencemens, les progrès des cataractes.

NOTES.

L'USAGE a enſeigné 1°. Que les femmes qui ont un ſquirrhe ou un cancer au ſein, doivent éviter tout travail des mains & l'exercice violent.

2°. Que l'air de la campagne & un leger exercice facilitent la guériſon.

3°. Que la colere, la triſteſſe, la frayeur la retardent au contraire.

4°. Les alimens acides, âpres & farineux non fermentés, ſont très nuiſibles.

5°. Les frottemens, les compreſſions trop fortes, nuiſent toujours dans les ſquirrhes invétérés & dans les cancers.

Ainſi les corps durs & étroits, & les chemiſes de toile groſſiere & rudes, ſont ſur-tout à éviter.

6°. La toux violente eſt auſſi très nuiſible; elle irrite les cancers, ou les rend plus mauvais; elle donne lieu à des hémorrhagies; elle abbat les forces; elle retarde la guériſon, & la rend même preſqu'impoſſible.

Les femmes, dont la respiration est gênée, qui sont essouflées, & qui sentent en toussant des douleurs fort aigües dans la mamelle squirrheuse ou cancereuse, & comme une espece de corde qui leur paroit serrer cette mamelle & la retirer dans la poitrine; ces femmes, dis-je, ont souvent les poulmons squirrheux & très adhérens à la partie de la plevre, qui répond à la mamelle.

La guérison est plus difficile & presqu'impossible dans ces sortes de sujets.

L'expérience m'a appris que ces pilules ne nuisent point aux phtisiques, & qu'elles n'empêchent point l'expectoration, qu'elles la facilitent au contraire.

QUESTIONS.

J'ai employé jusqu'ici le suc de Cigüe réduit en pilules & sans aucun mêlange, afin que je pusse savoir exactement de cette façon ce qu'il pourroit faire étant donné seul.

J'ai vu que son effet étoit quelquefois prompt, d'autres fois extrêmement lent; de sorte qu'on demande si, lorsque ce remede agit lentement, on ne pourroit point accélérer ses effets d'une autre maniere par des remedes extérieurs.

Question I. Ne conviendroit-il pas

d'expoſer quelque fois pendant le jour la partie affectée aux vapeurs chaudes de décoction de Cigüe ?

QUESTION II. Seroit-il peut être plus utile de tenir continuellement ſur les parties affectées des cataplaſmes préparés avec la Cigüe ?

Pluſieurs expériences ont démontré que de pareilles fomentations étoient très utiles dans ces circonſtances.

Il y a cependant des malades qui ne peuvent ſouffrir de cataplaſmes ſur la peau nue.

QUESTION III. Ne ſeroit-il pas mieux dans ce dernier cas de couvrir la peau de ces malades avec l'emplâtre diapompholix, & de mettre enſuite, par-deſſus, le cataplaſme de Cigüe ?

QUESTION IV. Seroit-il utile, tandis qu'il eſt encore permis d'irriter le ſquirrhe ſans rien craindre, d'y ajouter une emplâtre de Cigüe, de Laudanum & de Galbanum ?

QUESTION V. Seroit-il avantageux de purger ſouvent pendant l'uſage des pilules les malades dont les forces ſemblent le ſupporterer, quand la matiere diſſoute n'eſt point emportée par des évacuations ſenſibles ?

Les épreuves faites à cet égard ſur quelques malades ſemblent en dénoter quelque chose ; cependant la nécessité ne l'exige pas.

Question VI. S'il se rencontroit des cas dans lesquels l'humeur cancereuse eût jetté de profondes racines, corrompu toutes les humeurs & affoibli les solides, jusqu'au point que ces pilules ne pussent suffire seules ; ne seroit il pas alors nécessaire d'y joindre du quinquina, afin de préparer un médicament, qui, avec les vertus combinées de la Cigüe & du quinquina, fût propre à satisfaire à toutes les indications ?

Il est donc nécessaire que chaque Médecin obvie par son jugement & par son industrie particuliere aux symptômes qui surviennent.

Après ce que je viens de dire, je prie tous les Gens de l'Art, d'employer & d'essayer cet extrait chaque fois qu'ils en trouveront l'occasion : mais je les prie en même-tems de se dépouiller de toute prévention & sur tout de jalousie. Qu'ils pensent qu'il s'agit uniquement de la santé du prochain. S'il arrivoit quelque chose de sinistre dans l'usage, qu'ils recherchent attentivement si cela provient de la trop grande violence du mal, de quelque faute de la part du malade ou de la part de ceux qui sont auprès de lui, ou enfin du médicament même.

Qu'ils ne condamnent pas d'abord, sans des précautions & des recherches, le remede comme nuisible, ou ne procurant aucun bien; mais s'ils en connoissent de meilleurs, qu'ils ne les négligent point pour donner la préférence au mien.

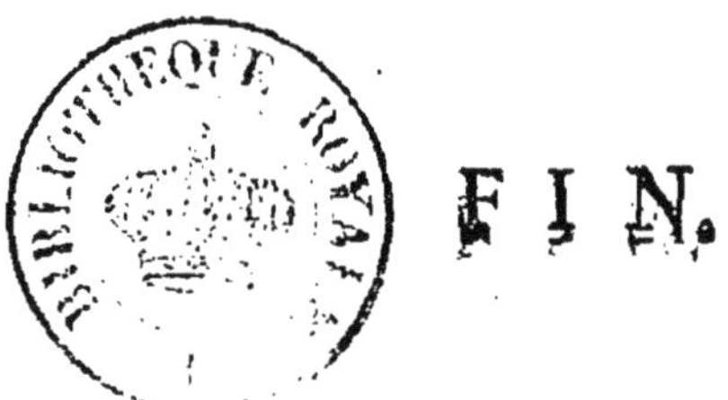

FIN.

APPROBATION.

J'ai lû, par ordre de Monseigneur le Chancelier, la Traduction nouvelle du Traité du M. Storck sur la *Cigüe*, faite à Vienne, & je crois que l'impression en peut être utile. A Paris, ce 25 Septembre 1762.

MACQUART, Censeur Royal.

OBSERVATIONS DE DIFFERENS AUTEURS SUR L'USAGE DE LA CIGUË.

DEUX OBSERVATIONS.

Sur les bons effets de la Cigüe, dans les tumeurs cancéreuses; par M. PORTE, Médecin à Pau.

LES effets de la Cigüe se montrent de plus en plus salutaires dans la cure des cancers : quel bonheur pour les personnes qui en sont attaquées, de trouver dans une plante qu'on regardoit comme un poison, un puissant secours pour détruire la cause d'un mal incurable jusqu'à nos jours ! On ne doit donc plus craindre de s'en servir dans les tumeurs cancéreuses : car si la Cigüe n'a pas toujours la propriété de les guérir radicalement, elle a du moins celle d'en retarder la marche, d'en appaiser les ſymptômes, & de prolonger la vie des malheureux qui en ſont tourmentés.

La première Obſervation regarde une ſœur converſe des dames religieuſes de Sainte Urſule de Pau appellée Sainte Marthe, âgée de trente-trois ans, d'un tempérament vif & ſanguin. Elle avoit, depuis trois ans, à la mammelle gauche, une tumeur dure de la groſſeur d'un œuf d'oie: elle y ſouffroit de tems en tems une douleur lancinante qui augmentoit à l'approche des régles, dont le cours étoit preſque ſupprimé. Elle me fit part de ſon état au mois de Février 1759, ne doutant point que ſon mal ne fût ſans reméde, ayant vu deux religieuſes de ſa Communauté périr d'une ſemblable maladie. Je n'oubliai rien pour diſſiper la crainte & la frayeur où elle étoit ſur l'événement funeſte qu'elle attendoit, & pour lui faire naître quelque eſpoir d'une cure palliative, pourvu qu'elle voulût pratiquer les remédes, à la faveur deſquels on réuſſit quelquefois à arrêter les progrès rapides que font ces ſortes de maux. Je lui preſcrivis, dans cette vue, des bouillons adouciſſans & légérement apéritifs: elle les prit pendant un mois, & le petit lait pendant un autre; je la mis enſuite à l'uſage du lait d'âneſſe, qu'elle continua de prendre environ ſix ſemaines, & ſe baigna une vingtaine de fois dans un bain d'eau de riviere: je fis encore appliquer ſur la tumeur une emplâtre réſolutive & anodine. Ces ſecours calmerent la douleur du ſein, la tumeur diminua beaucoup de ſon volume, & devint plus molle, de maniere que la malade ſe flatoit de la voir bientôt diſparoître. Mais ce calme ne fut pas de longue durée : car, peu de jours après, la tumeur reprit ſon premier volume, & ſa dureté ordinaire ; la douleur qui ſe reveilla avec plus de violence, faiſoit craindre une ſupuration prochaine. Telle étoit, au mois de Juin 1760, la triſte ſituation de la malade bien diſpoſée à faire le ſacrifice de ſa vie, inſtruite qu'il n'y avoit point de reſſource pour la lui prolonger. Je reçus dans ces circonſtances le Journal où M. Storck, après avoir fait l'éloge de la Cigüe, rapporte la guériſon de pluſieurs tumeurs cancéreuſes, opérées par l'extrait de cette plante. Je communiquai cette découverte à la malade, & lui conſeillai d'employer l'extrait de Cigüe avec confiance : elle héſita d'abord d'en uſer, imbue, que ſous quelque forme qu'on la prenne, elle n'en étoit pas moins un poiſon mortel ; je la déſabuſai de ſa croyance, lui aſſurant qu'un médecin ami de l'humanité, & d'une probité reconnue, ſe garderoit bien de publier un remède dont l'uſage pourroit être pernicieux : elle céda enfin à mes inſtances,

& prit une quinzaine de matins demi-grain de l'extrait de Ciguë, sans en éprouver aucune incommodité, si j'en excepte une soif assez vive, & une sécheresse de bouche, vers les quatre heures d'après midi, mais qu'elle appaisoit par une large boisson d'eau nitrée & de syrop de violettes. Il n'y avoit pas plus de huit jours qu'elle usoit de l'extrait, lorsque la douleur du sein se changea en une pulsation fort modérée : ses mois qui, comme je l'ai observé, étoient presque interrompus, coulerent alors abondamment & sans douleur ; & la tumeur en se ramolissant, perdoit peu-à-peu de son volume. Un succès aussi inattendu la détermina à continuer l'usage de l'extrait, autant de tems que je le jugerois à propos ; j'en augmentai pour lors la dose d'un demi-grain pendant quinze autres jours : je l'augmentai encore de deux grains, pendant environ trois semaines : mais comme la malade se plaignit de beaucoup de feu & d'ardeur dans les entrailles, & qu'elle avoit le sommeil fort difficile, je lui fis reprendre le lait d'ânesse & les bains domestiques. S'en étant bien trouvée, elle n'eut pas de plus grand empressement que celui de recourir, sans perte de tems, à l'extrait, comme au seul antidote qui pouvoit lui sauver la vie ; j'en portai pour lors la prise à quatre grains, bien résolu de le lui faire continuer ſans interruption, un mois au moins. Il y avoit déja dix jours qu'elle l'employoit au poids que je lui avois preſcrit, lorſque, le onziéme, elle ſentit une douleur aigüe à l'œil gauche, dont elle ne voyoit que confuſement, ſans qu'on y apperçût cependant ni tumeur ni rougeur : elle en fut effrayée, & craignit de perdre entierement cet œil ; je la raſſurai ſur cet accident, autant qu'il me fut poſſible, & lui fis comprendre que le levain cancéreux qui avoit quitté la glande du ſein s'étoit jetté ſur l'œil dont il interrompoit la fonction, & que pour l'en chaſſer & en ſuſpendre l'action, elle devoit perſévérer dans l'uſage de la Cigüe, à la doſe que je lui avois preſcrite : elle ſuivit mon conſeil, & recouvra en effet la vue de cet œil, comme ſi elle n'en avoit jamais été incommodée. Mais ce levain qui n'avoit pas été encore entierement dompté, gagna la tête & y excita une douleur ſi vive, que je fus obligé de faire ſaigner trois fois la malade au pied, en moins de deux heures : cet orage étant calmé, elle reprit le lendemain l'extrait juſqu'au terme fixé ; je n'en ai point porté plus loin la doſe, ni engagé la malade à le prendre plus long-tems, parceque tous les ſymptômes dont j'ai parlé, ayant totalement diſparu, annonçoient la deſtruction entiere du levain cancéreux ; & c'est sans doute à la vertu de la Cigüe, que cette religieuse est redevable de la guérison d'un mal qui l'auroit conduite au tombeau : elle jouit à présent d'une santé parfaite.

La seconde observation concerne Madame de Cazulon, religieuse du couvent des Filles de Notre-Dame de Pau, âgée de quarante-quatre ans, d'un tempérament sanguin & robuste : il y avoit déja bien du tems que sa santé étoit dérangée, lorsqu'au mois de Juillet 1759, elle souhaita de consulter le Chirurgien de la Communauté, & moi, pour examiner sa mammelle gauche, dans laquelle elle ressentoit une douleur aigüe & lancinante : nous l'examinâmes, & nous y trouvâmes deux tumeurs dures & renitentes, l'une de la grosseur d'un œuf de poule, placée au milieu, & l'autre comme une noix, située à la partie latérale, qui s'avançoit vers le creux de l'aisselle. Nous apperçûmes même dans la premiere tumeur une déchirure d'où suintoit un ichor qui y causoit un sentiment vif, comme d'une brûlure : nous fîmes appliquer sur ces deux aposthemes une emplâtre un peu résolutive & calmante ; j'ordonnai en mon particulier à la malade des remédes internes, comme bouillons adoucissans, le lait d'ânesse & les bains domestiques. Ces secours administrés en différens tems, & avec les précautions nécessaires, furent cependant inutilement employés, puisque la douleur du sein, au lieu de diminuer, croissoit au contraire chaque jour, & annonçoit une suppuration future. Je proposai, dans ces circonstances, à la malade de se faire extirper les deux tumeurs : elle s'y détermina avec courage ; & M. Quidel, Chirurgien, en fit l'extirpation avec autant de prudence que de dextérité : la plaie fut cicatrisée en moins de deux mois ; mais parceque l'amputation des aposthemes cancéreux détruit seulement leurs effets, & non leur cause, le levain cancéreux ne tarda pas à donner des preuves de son existence. La plaie déja fermée, s'étant rouverte, il en découla une quantité de matiere ichoreuse, d'une âcreté si forte, qu'elle rongeoit à vue d'œil toute la mammelle. Je conseillai à la malade reduite à cet état déplorable de recourir à l'extrait de Cigüe dont j'avois déja reconnu les propriétés éminentes dans la religieuse de Sainte Ursule : je ne pus jamais l'y déterminer ; elle aima mieux passer les nuits dans la douleur, tomber dans le marasme, avoir la mammelle ulcérée, que d'user d'un reméde qu'elle croyoit pernicieux & funeste, & qui néanmoins lui auroit été efficace & salutaire, si elle avoit voulu le prendre dans un tems où sa vertu eût été infiniment plus décisive. Mais refléchissant enfin sur son triste sort, ne doutant plus du danger où elle étoit de mourir incessamment, & voyant qu'elle n'avoit d'autre ressource que la Cigüe pour éviter la mort, elle résolut d'y avoir recours, elle commença de s'en servir au mois de Juillet 1761, & la continua pendant quinze matins, à la dose d'un grain & demi. Dès que cet extrait eut pénétré la masse des liqueurs, il provoqua un écoulement abondant d'une humeur sanieuse, tant par le sein que par les selles, où l'on en distinguoit des flocons de couleur grise, & un peu verdâtre, j'en augmentai alors la dose jusques à trois grains; & un mois & demi après que je l'eus donné à ce poids, l'évacuation de l'humeur ichoreuse diminua considérablement : la douleur du sein étoit moins vive; la malade recouvra l'appétit & le sommeil qu'elle avoit presque perdus. Je fus cependant contraint de lui faire suspendre l'usage de la Cigüe, & de la mettre à celui des bouillons rafraîchissans, tant pour modérer les ardeurs qu'elle ressentoit, que pour rendre le levain cancéreux moins rebelle à la vertu de la Cigüe. Ces bouillons ayant eu tout le succès qu'on pouvoit en attendre, notre religieuse s'empressa de puiser dans la plante qu'elle avoit eue tant en horreur, l'unique remède qui pouvoit lui prolonger ses jours : je me hâtai de satisfaire son désir ; & afin d'accélérer sa guérison, j'en portai la prise de l'extrait à cinq grains. On ne sauroit s'imaginer, à moins d'en avoir été le témoin, quelle fut la tournure prompte & favorable qu'il procura dans l'ulcere ; puisque à proportion qu'il agissoit sur ce virus malin, on voyoit naître de tous les points des grains rouges charnus, assez fermes : je m'appercevois aussi de leur croissance & de leur allongement chaque fois que je l'examinois ; j'osai même assurer à la malade que cet ulcere seroit bientôt consolidé. La cicatrice s'y forma en effet, & atteignit avant le 8 Octobre la perfection qu'on pouvoit désirer. Notre malade se flatoit alors d'être hors de tout danger ; elle en étoit si persuadée, qu'elle refusa d'aller à Bagneres prendre les bains de salut que je croyois lui être fort nécessaires. Je l'espérois moi-même, me rappellant combien j'avois craint pour sa vie, & je fondois mon espérance sur la vertu anti-cancéreuse de la Cigüe qui acheveroit de détruire entierement le levain cancéreux qui restoit encore dans la masse du sang. Je lui prescrivis en conséquence de reprendre l'extrait, au poids de huit grains chaque matin : elle le continua toujours avec le même succès ; & il n'est pas douteux qu'il n'eût anéanti ce virus, & que notre malade n'eût été enfin à l'abri de ces assauts furieux, si un accident imprévu n'eût occasionné la métastase d'une partie de ce levain dans l'estomac, comme on a lieu de soupçonner, & n'eût produit une inflammation dans ce viscere. Une niéce de la malade arrive dans un tems où elle ne l'attendoit pas, son aspect la frappe; elle tombe dans une espéce de syncope : revenue à elle, elle crie qu'on lui déchire l'estomac; on m'appelle : je me rends pour lui donner mes soins; & persuadé que cette douleur énorme ne vient que de l'action du levain cancéreux, j'employe les saignées réitérées, les adoucissans & les calmans les plus appropriés; la douleur persiste cependant avec la même violence : la fiévre se déclare; la malade vomit des flocons d'une matiere verdâtre : tout secours devient inutile; rien ne peut appaiser la vivacité de ses souffrances : la tête se prend; la malade perd connoissance, & expire après avoir enduré les douleurs les plus cruelles. J'aurois fait l'ouverture de son cadavre pour savoir le désordre qu'avoit fait dans l'estomac le levain cancéreux, si la Supérieure de la Communauté ne m'avoit témoigné avoir quelque répugnance pour cette opération.

Journal de Médecine, Octobre 1762. pag. 346.

EXTRAIT D'UNE LETTRE.

*De M. MARTEAU DE GRANDVILLIERS, médecin à Aumale, à M. de C.*** sur les bons effets de la Cigüe.*

JE n'ignore pas que quelques Médecins d'un grand nom s'élevent contre son usage ; mais que pourra leur autorité ? Etouffera-t-elle le cri de l'expérience ? J'ai fait venir au château de Marivault, près Meru, Marie-Françoise Grandeuil de la Villeneuve. La description assez exacte qu'elle m'a faite de sa maladie, caractérisoit un cancer. J'ai vu son sein, mollet, parfaitement guéri, & marqué de quatre cicatrices : elle n'avoit usé d'autres remédes, que des pilules de Cigüe, & de huitaine en huitaine, de pilulles purgatives. M. Philippe, Chirurgien à Chartres, qui joint à beaucoup de lumieres les sentimens de la probité la plus estimable, annonce à madame de Fautereau la cure de quelques cancers par le seul extrait de Cigüe. J'ai vu, l'an dernier au château de Bernapré-sur-Senarpont en Picardie, une jeune fille de dix-neuf ans, point réglée, dont le sein très gros & très squirrheux occasionnoit depuis long-tems les élancemens les plus aigus & les plus douloureux: il étoit livide & persémé de grosses veines variqueuses : il réduisoit la malade à l'impuissance du travail. La poudre des racines de Cigüe a calmé les douleurs : quatre mois d'usage avoient, au mois d'Avril dernier, diminué le volume du sein, & retabli sa couleur naturelle : la masse squirrheuse commençoit à se partager en plusieurs glandes. Il y avoit déja deux mois que la malade avoit repris les travaux fatiguans de la campagne. Je n'ai pas eu occasion de la revoir depuis. Un enfant de deux ans & demi, avoit le cou farci de glandes scrophuleuses très dures. L'usage opiniâtre de la poudre de Cigüe, sous les yeux de M. Jourdan, Chirurgien à Maigneux en Picardie, les a totalement mises en fonte. Un jeune home, à la verrerie du Valdanoi, au comté d'Eu, avoit la jambe droite perdue d'humeurs scrophuleuses, & percée de plusieurs trous qui suppuroient abondamment & jettoient une matiere glaireuse : la poudre de Cigüe, avec douze grains de quiquina, l'a purgé doucement dans les premiers tems : elle n'opere plus le même effet ; les plaies sont très belles, la jambe se désenfle, & promet guérison. Une jeune demoiselle d'Amiens étoit réduite dans l'état le plus déſeſpéré, à la ſuite d'une ſuppreſſion de régles. J'eus occaſion de la voir : elle étoit au dernier degré du maraſme ; tout le méſentere étoit farci d'obſtructions ſi conſidérables, que le ventre repréſentoit une groſſeſſe de huit à neuf mois : les urines étoient en petite quantité ; la fiévre hectique croiſſoit de jour en jour. M. de Hobecour, ſon Medecin, lui fit prendre l'extrait de Cigue avec un ſuccès qui tient du miracle. Un jeune homme d'Aumale, qui, depuis dix ans, ſouffroit tous les hivers, des paroxiſmes d'aſthme violens, fait uſage, depuis dix-huit mois, de la poudre de Cigüe, & n'a pas eſſuyé d'attaque : il crache plus facilement, moins abondamment, dort beaucoup mieux, & ne ſent plus d'oppreſſion : il ſe trouve en état de chaſſer, & d'aller ſur les montagnes eſcarpées, ſans difficulté de reſpirer. Une femme d'Aumale, âgée d'environ cinquante cinq ans, avoit ſur le nez un poireau très gros, ulcéreux & chancreux : l'emplâtre & les pilules de Cigüe, & trois ou quatre touches de pierre infernale me font eſpérer ſa guériſon prochaine. Marie-Hellene Coti, de Gouſſonville, près Mantes, âgée de trente-deux ans, ſe ſentoit, dès l'âge de vingt-huit, de glandes ſcrophuleuſes, au cou, au ſein & aux aiſſelles : accouchée à trente ans & demi, elle a nourri trois mois, auquel tems son lait s'est tari ; les glandes étoient prodigieusement tuméfiées : au mois de Septembre 1760, les engorgemens sont tombés en suppuration, au cou, par trois ouvertures du côté droit, une sous chaque aisselle. Je la vis pour la premiere fois, à la fin d'Avril 1761 ; elle étoit pâle, maigre & depuis le mois de Septembre, incapable du moindre travail : elle se plaignoit d'un dégoût général pour tous les alimens, d'une insomnie cruelle & d'une fiévre anomale, qui commençoit par un frisson : la suppuration couloit copieusement, verdâtre, & d'une odeur insoutenable : je lui conseillai la purgation, de quinzaine en quinzaine, avec des pilules mercurielles, & tous les jours, la poudre de Ciguë qu'elle a peu-à-peu portée à la dose de quarante-huit grains, avec un scrupule de quinquina. Dès la fin de Mai, elle s'est trouvée en état de reprendre ses travaux à la culture de la vigne : la suppuration a peu-à-peu diminué, changé de couleur & d'odeur ; l'appetit, le sommeil, & les forces sont revenus. Au mois d'Août, les plaies du cou se sont cicatrisées. Je l'ai revue, la semaine derniere : je la trouve en embonpoint, avec des couleurs, & son appétit se soutient : les mammelles sont très ramollies ; il y reste cependant encore quelques glandes ; mais il n'y en a plus aux aisſelles, & je n'y ai remarqué qu'un petit ſinus qui, de chaque côté, ſuinte quelque gouttes d'eau rouſſe. Il y a quatre mois que la ſuppuration y eſt tarie ; elle continue ſes remédes : les régles n'ont point reparu ; mais elle ne ſouffre pas de leur abſence.

Journal de Médecine. Mai 1762. pag. 465.

OBSERVATION

SINGULIERE

Sur une Tumeur carcinomateuſe. Traitement de cette Tumeur par la Cigüe, Suite & conjecture relative à ce traitement; par M. HAZON, docteur de la Faculté de Paris.

UNE fille âgée de ſoixante-ſept ans, d'un aſſez bon tempérament, apperçut, au mois de Juin 1761, une petite tumeur groſſe comme une aveline, à la partie latérale moyenne gauche de la mâchoire inférieure. Elle étoit dès ſon commencement, un peu douloureuſe ; ce qui engagea cette demoiſelle à conſulter ; le Chirurgien jugea cette tumeur d'un mauvais caractere. Il fut confirmé dans ſon opinion, lorſqu'il vit les progrès rapides qu'elle fit, malgré les topiques & les remédes généraux qu'il y oppoſa.

Je fus appellé au mois de Novembre de

la même année, pour voir cette tumeur; c'est-à-dire, cinq mois après que l'on s'en fût apperçu. Elle étoit déja grosse, comme un pain d'un sol; elle avoit une base large, & étoit un peu pyramidale. Je n'hésitai point à la caractériser carcinomateuse; car elle étoit douloureuse, lancinante, inégale, livide : elle grossissoit, dans toute sa circonférence de jour en jour; elle s'étendoit sous le menton, entroit jusques dans la bouche, par dessous les muscles de cette partie; elle alloit jusqu'à repousser la langue du côté droit; elle gênoit beaucoup la parole, & le passage des alimens dans la bouche, sans cependant intéresser le pharinx. Je ne connoissois, contre une tumeur de cette nature, que la Cigüe, dont les vertus anciennement prévues, avoient été depuis peu célébrées par M. Storck, célébre médecin de Vienne en Autriche; cependant je n'avois pas grande opinion de l'extrait de cette plante, que j'avois eu occasion d'employer, parceque je n'y avois pas observé les grandes vertus fondantes & résolutives qui lui ont été attribuées à Vienne; & d'ailleurs ayant consulté des Médecins & quelques Chirurgiens célébres, personne n'avoit pu me citer d'observation tant soit peu satisfaisante. Je résolus donc d'employer la Cigüe en substance en poudre bien séchée & pulvérisée. Je ne doutai pas d'y trouver plus de vertu que dans l'extrait, dont l'ébullition & la longue évaporation peut dissiper les principes actifs & énerver la force. Je formai un électuaire avec demi-once de Ciguë en poudre, incorporé dans une suffisante quantité de syrop de la même plante. Je commençai par six grains; car la poudre a bien plus d'âcreté que l'extrait; & j'augmentois tous les jours de six grains, jusqu'à ce que l'âcreté & virulence de la poudre fit quelque peine à la gorge de la malade; pour lors j'en restois à cette dose, jusqu'à ce que le mal de gorge fût passé; si tôt que l'impression étoit cessée, j'augmentois la dose de l'électuaire de six grains; & j'ai été jusqu'à un gros, le matin à jeun, en buvant un verre d'eau ou de tisane pardessus. Parvenu à cette dose le matin, je commençai à en faire prendre aussi le soir, sur les dix heures, avec la précaution de ne manger qu'un potage, plus de deux heures avant la prise du soir : j'augmentai aussi la dose du soir par degrés, jusqu'à demi-gros; de façon que la malade prenoit un gros & demi d'électuaire de Ciguë, par jour. Je n'étois pas d'avis de purger pendant l'opération de ce remede fondant, ou au moins que de loin en loin. Mais le conseil (que je n'avois pas choisi) fut d'avis que la malade fût purgée, de huit en huit jours, parceque, dans le même tems, parurent, dans un ouvrage périodique de Médecine de Paris, deux obſervations de malades de carcinomes, l'un au viſage, l'autre à la mammelle, qui avoient été guéris par l'extrait de Cigüe, & le purgatif de huit en huit jours. Ce purgatif conſiſtoit en douze grains de pâte alexitere de Rotrou, dont la baſe, comme on ſait, ſont les pignons d'Inde, ou le *ricinus americanus ſemine nigro*, dépouillé cependant de ſon huile virulente, par expreſſion, & ſéchée au ſoleil, étendue avec la viperne de Virginie & le tartre blanc.

L'effet de mon électuaire de Cigüe étoit de faire cracher beaucoup, & de faire évacuer par la bouche une lymphe épaiſſie & gluante, en aſſez grande quantité, pendant toute la journée. J'eſpérois quelque ſuccès de cette fonte marquée; cependant indépendamment de cette fonte apparente, de la bonne préparation du reméde & du purgatif fondant & alexitere de Rotrou, je ne trouvai aucune diminution dans la tumeur; elle augmentoit au contraire tous les jours; elle étoit parvenue à remplir la forme d'un chapeau ordinaire: elle défiguroit tout le viſage; elle rempliſſoit la bouche comme un baillon; & j'avois de la peine à introduire le petit doigt entre la tumeur & le palais. Dans cette poſition, la préparation de Cigüe la plus forte n'opérant aucune diminution de la tumeur, n'en empêchant pas même l'augmentation, la tumeur étant prête de s'ulcérer à la base, nous crûmes devoir suspendre le remede, & abandonner cette tumeur à la nature.

Deux mois se passerent, sans que j'entendisse parler de la malade. Enfin ayant été mandé de nouveau pour mademoiselle sa sœur, j'appris que la malade, peu de tems après que je l'eus quittée, avoit été attaquée d'une fiévre violente qui avoit duré quarante jours; qu'après ce tems, pendant lequel on n'avoit pratiqué aucun reméde, la fiévre avoit quitté subitement, & que la tumeur avoit disparu en même tems presqu'entierement. Je l'examinai de nouveau; je fus fort surpris de la voir effacée; il ne restoit plus qu'un gonflement spongieux encore sensible au toucher; le dedans de la bouche étoit entierement désempli: en même tems je trouvai la malade dans un marasme effrayant, avec une petite fiévre lente: plusieurs petits furoncles s'étoient élevés au dos & à la cuisse, & paroissoient d'un très-mauvais caractère, bleuâtres, livides, plusieurs, mal pansés, comprimés par la situation du corps, étoient gangrenés; cependant je vins à bout de les ranimer par le styrax & l'eau-de vie, & de les amener à suppuration. Je jugeai à propos de purger doucement plusieurs fois pour entraîner une portion de l'humeur cancéreuse, qui avoit reflué vraisemblablement dans la masse des liqueurs.

J'aurois souhaité pouvoir entreprendre le traitement de ce marasme, soit par le lait, soit par les antiscorbutiques ou les antiseptiques de différentes espéces. Je me serois retourné de différens côtés, suivant le bon ou le mauvais effet des remédes, & les indications; mais la malade qui ne vivoit plus que machinalement, vivoit tellement de phantaisie, & d'un si mauvais regime, qu'il ne fut pas possible de rien entreprendre. Elle mourut au bout de quelque tems. S'il est permis de se livrer à quelques conjectures au sujet de ce carcinome affaissé, & peut-être métastasé, il y a apparence que les sels âcres de la Cigüe ayant roulé longtems & abondamment dans la masse du sang, aidés de la fiévre critique de quarante jours, qui est survenue, ont enfin fondu la tumeur, mais que les principes de cette humeur ayant été repompés, après la fonte, dans la masse du Sang, l'ont altéré au point de l'infecter & de la corrompre. La preuve en est dans le marasme, qui s'est ensuivi, dans les clous & les petits furoncles de mauvais caractère, qui se sont répandus à la surface du corps, après l'affaissement de la tumeur. On ne peut point accuser le défaut de purgatif, pendant l'uſage de la Cigüe, car la malade a été purgée avec le purgatif draſtique de Rotrou, tous les huit jours, & quelquefois tous les cinq jours. Peut-être doit on accuſer la négligence des parens qui ont abandonné cette fiévre de quarante jours, à ſa propre criſe : fiévre pendant laquelle j'ai appris que la malade n'avoit gardé aucun régime. Ce qui m'a engagé à donner au public l'hiſtoire de cette maladie, c'eſt, premierement, l'obſervation rare, & peut-être unique, de l'affaiſſement ſubit d'une tumeur carcinomateuſe, énorme ; ſecondement un affaiſement ſubit, après l'uſage de la Cigüe, & une fiévre de quarante jours ; fiévre vraiſemblablement critique. Les praticiens tireront de ce récit des conjectures plus juſtes & plus lumineuſes que moi.

Il eſt à remarquer que la Cigüe n'a donné d'autres marques de ſa virulence, que le mal de gorge & l'impreſſion paſſagere d'âcreté, lorſqu'on en avoit augmenté la doſe, pendant pluſieurs jours de ſuite ; d'ailleurs, ni foibleſſe, ni mal de cœur, ni éblouiſſement dans les yeux, ni foibleſſe de jambe, ni mal à la tête ; de la force, au contraire, pendant tout le tems qu'elle en a uſé ; du ſommeil & de l'appétit.

Journal de Médecine, Décembre 1762. pag. 531.

EXTRAIT D'UN OUVRAGE

DE M. STORK, QUI A POUR TITRE,

Antonii Storck Libellus quo demonstratur Stramonium, hyosciamum, & aconitum non solum tuto posse exhiberi usu interno hominibus, verum & ea esse remedia in multis morbis maxime salutifera. * *Vindobonæ* 1762. 8°.

DEPUIS le tems où j'ai publié mon dernier Ouvrage, qui a pour titre, Supplément nécessaire sur la Cigüe, j'ai fait beaucoup de nouvelles expériences avec cette plante prise intérieurement, & elles ont eu le plus heureux succès.

De vrais squirrhes invétérés & accompagnés de douleurs ont été dissipés, & des ulceres de l'espéce la plus fâcheuse, qui avoient résisté opiniâtrement à tout autre remède, ont été guéris par l'usage de la Cigüe. Un squirrhe à la mammelle qui étoit gros comme le poing, que rongeoit un ulcere chancreux de la plus mauvaise espéce, & dont les ravages s'éten-

* La Traduction françoise de cet Ouvrage est sous presse, & sera en vente dans le courant du mois de Janvier.

doient continuellement en tout ſens. Ce ſquirrhe, dis-je, eſt devenu chancreux par l'uſage de la Cigüe, & ſans autre ſecours il s'eſt détaché & eſt tombé en entier : on a fait de fréquentes fomentations dans la grande cavité qui s'eſt formée par la chute de ce ſquirrhe, avec une décoction de Cigüe, & on l'a recouvert avec du linge ou de la charpie imbibée d'une d'écoction de quinquina, & bientôt elle s'eſt remplie d'une chair nouvelle très bonne ; enfin la cicatrice qui ferme la plaie, eſt ſi belle, que la mammelle a maintenant la forme & la groſſeur entierement naturelles.

Des cancers qui avoient les plus mauvais caracteres, dont la langue & le goſier étoient le ſiége, ont été parfaitement guéris. La Cigüe ſeule a calmé les douleurs rhumatiſmales & gouteuſes les plus opiniâtres.

Fort ſouvent ce même médicament a fait ceſſer entierement des vomiſſemens chroniques, qui n'avoient cédé à aucun autre remède.

La galle, & une eſpéce de lepre très mauvaiſe qui s'étoit portée au viſage, on été guéries avec la Cigüe ſeule ; inutilement avoit-on employé auparavant beaucoup d'autres médicamens & des plus actifs.

Un nombre de personnes dont les articultations étoient enflées, roides, & caufoient des douleurs, ayant fait ufage de Cigüe en fomentation fur le mal, & intérieurement, les parties malades ont recouvré leur état naturel & fain.

C'eft toujours dans un hopital, que M. Storck fait fes expériences. Plufieurs Médecins & Chirurgiens très habiles font témoins de fes cures depuis le commencement jufqu'à la fin, & l'illuftre van Swieten dont tout le monde connoit le zele pour les progrés de la Médecine & le rare mérite, peut attefter plufieurs guérifons opérées fous fes yeux par la Cigüe.

Le celebre Maximilien Locher, Medecin à Vienne ne fe loue pas moins que M. Storck des effets de la Cigüe. Il faut voir fes expériences dans un Recueil d'obfervations intéreffantes qu'il vient de publier fur les Maladies veneriennes, l'épilepfie, la folie, &c. *

* On trouvera inceffamment la traduction françoife de cet Ouvrage chez le même Libraire.

FIN.

www.ingramcontent.com/pod-product-compliance
Ingram Content Group UK Ltd.
Pitfield, Milton Keynes, MK11 3LW, UK
UKHW021106260726
13994UKWH00002B/738